T0269982

Reto
Diástasis Abdominal

Reto
Diástasis Abdominal

Construye el abdomen
que te mereces

Gabriela Grande

VERGARA

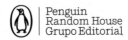

Penguin
Random House
Grupo Editorial

Primera edición: septiembre de 2023

© 2023, Gabriela Grande
© 2023, Penguin Random House Grupo Editorial, S. A. U.
Travessera de Gràcia, 47-49. 08021 Barcelona

Fotografías del interior: cedidas por la autora

Printed in Spain – Impreso en España

ISBN: 978-84-19248-67-1
Depósito legal: B-12033-2023

Compuesto en Llibresimes, S. L.

Impreso en Romanyà Valls, S. A.
Capellades (Barcelona)

VE 4 8 6 7 1

Te lo dedico a vos, mamá, siempre

ÍNDICE

INTRODUCCIÓN

Este es el libro que me habría gustado leer cuando descubrí que tenía diástasis, el que me habría ayudado a entender la razón por la que mi abdomen cambió por completo después del embarazo y empezó a comportarse de una manera muy extraña.

Habría entendido el motivo por el que se inflamaba a lo largo del día hasta el punto de que parecía una embarazada por las noches. Las digestiones se convirtieron en un verdadero espectáculo. Daba igual lo que comiera; incluso aunque solo bebiera agua, un alien se apoderaba de mi estómago.

Y también habría conocido la razón por la que ya no era capaz de hacer muchos ejercicios.

Esos cinco centímetros que separan un recto abdominal del otro marcaron un antes y un después en mi vida.

El término «diástasis abdominal» empieza a cobrar cada vez más fuerza, pero hace quince años la información era desesperantemente escasa y contradictoria.

Ni siquiera mi ginecóloga le dio importancia a una patología que hoy se calificaría como grave, y me envió a casa con la única recomendación de que hiciera muchos abdominales tradicionales.

¿Sabías que ese tipo de ejercicios está contraindicado para la diástasis? Además de no ayudar, pueden incluso empeorar el problema.

Con un diagnóstico que dejaba mucho que desear y un «tratamiento» que atentaba contra mi salud, comencé una aventura que me libró de un desenlace nefasto.

Sin embargo, no estaba del todo desamparada, ya que contaba con muchos años de experiencia como entrenadora personal, con un gran conocimiento del método Pilates y aún más de mi propio cuerpo.

Mi forma de entrenar fue evolucionando y las nuevas necesidades de mi abdomen cobraron protagonismo. Tuve que tener mucha paciencia; pero, cuando los cambios empezaron a llegar y confirmé que iba en la dirección correcta, me sentí realmente liberada.

Hoy tengo un abdomen más fuerte y eficiente que antes de la diástasis, también me deshice de sus síntomas y disfruto de una vida plena. Pero ¿qué ocurrirá con todas aquellas mujeres que no tengan la «suerte» de recibir el diagnóstico y el tratamiento adecuado?

Si este libro consigue que al menos una de ellas se libre de la desinformación y el sentimiento de culpa que sufrí yo, habrá valido la pena.

1

UN ALIEN BAILANDO BREAK DANCE

ANA. CUARENTA Y SEIS AÑOS. LÉRIDA, ESPAÑA

«Dejé de tener el abdomen tan abultado».

Soy madre de dos niños, uno de quince años y otro de seis, y, aunque no sé exactamente en qué momento me di cuenta de que algo no iba bien en mi abdomen, sí fui consciente enseguida de que, cuando hacía abdominales tradicionales, me salía un bulto en la zona del ombligo y después siempre tenía molestias. Buscando información di con las palabras clave: diástasis abdominal. Mi matrona me dijo que no me preocupara y que se curaría solo.

Por suerte, encontré a Gabriela Grande, que, tal y como su nombre indica, es una gran profesional y una gran persona. Empecé el Reto Diástasis durante la pandemia y noté los resultados enseguida. Dejé de tener el abdomen tan abultado, corregí la postura y noté una mejora increíble en las digestiones.

BELÉN. CUARENTA AÑOS. MÁLAGA, ESPAÑA

«ME SIENTO MUCHO MEJOR».

Soy mamá de dos niños y tengo diástasis desde el primer embarazo. Este fue muy complicado. Sufrí dolores de vientre a partir del quinto mes, que es cuando me salió la barriga de golpe, y en el tercer trimestre tuve una superbarriga monumental. Los dolores que sufría me preocupaban mucho. El parto fue muy rápido: rompí la bolsa de agua, dilaté y di a luz en dos horas, pero mi hijo era tan grande (pesaba cuatro kilos), que me pusieron muchísimos puntos. En el mismo hospital me di cuenta de que, cuando mi hijo mamaba, me salía un bulto en la barriga y que este se movía; no era doloroso, pero sí molesto. Me hicieron una ecografía y me detectaron diástasis abdominal.

Comencé con el reto poco tiempo después de dar a luz. No era muy constante porque al tener dos hijos pequeños tenía poco tiempo, pero hacía lo que podía. Actualmente, mi diástasis se ha reducido bastante y me siento mucho mejor.

SONIA. CUARENTA Y DOS AÑOS. ESPAÑA

«Encontré la solución a todos mis males».

Fui madre en el 2010. Durante el embarazo engordé trece kilos. A los seis meses de dar a luz empecé a hacer ejercicio, se me produjo una hernia umbilical y me la operaron. Cinco meses después volví a quedarme embarazada y, aunque me cuidé, mi cuerpo no volvió a ser el mismo.

Cada vez que intentaba hacer un esfuerzo me salía un bulto en el abdomen. Comencé a investigar y descubrí el término «diástasis abdominal». Leí que con hipopresivos se podía mejorar, así que acudí a una fisioterapeuta de suelo pélvico durante un año. Mejoré poco o nada.

Mientras buscaba testimonios, encontré el grupo de Facebook «Luchando contra la diástasis», donde descubrí a la maravillosa Gabriela Grande y su reto. Fueron nueve semanas de esfuerzo, cambios en los hábitos alimentarios y mucha constancia, y encontré la solución a todos mis males.

Mi faja abdominal se volvió más fuerte, conocí a mi transverso abdominal y fue amor a primera vista. Los dolores desaparecieron y el espejo me empezó a mostrar una imagen que hacía tiempo que no veía.

Como todo en esta vida, si dejas de hacerlo se nota. Hay temporadas mejores y otras peores, pero lo que siempre queda es la activación del transverso en el día a día casi sin darte cuenta.

En mi caso, se añaden muchas otras circunstancias, como problemas hormonales y enfermedades de las consideradas raras, pero siempre que necesito volver a la senda lo hago de la mano de Gabriela Grande y su reto.

Una delicia de mujer, un ejemplo a seguir y una luz en la oscuridad de muchas mujeres como yo. Eternamente agradecida.

Después de nueve meses de gestación, unos cuantos kilos de más y una dolorosa cesárea, comenzó una nueva aventura en mi vida.

Durante las primeras semanas estrenándome como madre, estuve tan ocupada con los cólicos, el reflujo y la dermatitis atópica de mi hijo que casi olvidé que tenía un cuerpo (un cuerpo agotado y muerto de sueño).

Admiraba a esas mujeres que paseaban a sus bebés radiantes y rebosantes de vitalidad, algunas incluso vestidas de punta en blanco, ¡y hasta maquilladas! Pero mi realidad era muy diferente.

El llanto permanente de mi hijo y no dormir por las noches formaron una combinación letal. Mi máxima aspiración se reducía a lograr un sueño profundo y reparador de al menos tres horas. Pero, dadas las circunstancias, se hizo evidente que era un deseo extremadamente ambicioso.

Cuando los cólicos, el reflujo y la dermatitis atópica cesaron (y pude volver a dormir) la vida se tornó, sencillamente, maravillosa. Las noches dejaron de ser una pesadilla, y el sueño reparador eliminó de un plumazo mi agotamiento e irritabilidad.

La maternidad comenzó a mostrarme, por fin, su lado más amable.

Los días fueron pasando a una velocidad vertiginosa y poco a poco todo fue «acomodándose». ¡Todo menos mi abdomen! Había leído, en algún libro de posparto, que el cuerpo de una mujer tarda un año en «volver a su ser».

Estaba (más o menos) preparada para las contracciones uterinas, el sangrado vaginal, los cambios hormonales, la dolorosa recuperación de la cesárea, una cicatriz queloide y la odisea de la lactancia, pero no para un abdomen «perforado». Nadie me había advertido de eso.

Mi ingenuidad e ignorancia me hicieron creer que aquel enorme agujero formaba parte de un proceso natural y que tarde o temprano volvería a ser el de antes, pero ya habían pasado seis meses y aún seguía ahí.

La sola presencia de aquel surco ya me parecía lo bastante traumática, pero es que había más. El agujero no estaba solo.

Inmediatamente después de ingerir cualquier tipo de alimento, mi abdomen comenzaba a moverse de una manera muy extraña. Realmente, parecía que había un alien bailando break dance dentro de él. Aunque eso habría explicado muchas cosas, aún seguía sin entender por qué aquel extraño ser había elegido precisamente el mío para formar un nuevo hogar. Nadie lo había invitado y no era bienvenido.

Evidentemente, no se trataba de ningún alienígena, sino de mis órganos internos, que no estaban siendo contenidos de forma eficiente por la musculatura abdominal. Pero esa información aún estaba muy lejana.

Quién mejor que mi ginecóloga para despejar mis inquietudes, pensé. Elaboré una lista con todas las dudas y fui a su consulta. Comencé con la pregunta más inquietante: ¿cuánto tarda en cerrarse el abdomen? Ella me miró fijamente, frunció el entrecejo y respondió que ya debería estar cerrado. «Esto no tiene buena pinta», pensé.

Justo después, me acosté en la camilla y la doctora exploró manualmente ese músculo. Cuando palpó con los dedos el enorme agujero que había alrededor de mi ombligo, abrió los ojos como platos y pronunció cuatro palabras aterradoras que jamás olvidaré: «Tienes una diástasis enorme». Me quedé en blanco y no fui capaz de continuar con el interrogatorio.

Podría haberme hecho una ecografía, derivado a algún especialista o simplemente aportado más información. Pero no lo hizo. En ese mismo instante terminó la consulta y comenzó una pesadilla para mí.

Según ella, todo se solucionaría haciendo abdominales. Pero ¿cómo podían esos ejercicios ser la solución, si cuando intentaba realizarlos notaba que el alien se hacía más fuerte? Esa fue la primera vez que bajé del pedestal a un médico.

Si hoy la información sobre la diástasis es escasa, y muchas veces contradictoria, imagínate en el año 2008. Aún no sabía cómo, pero estaba decidida a acabar con el invasor. Necesitaba abastecerme de armas poderosas, ya que tenía que ser más lista y fuerte que él.

Por suerte para mí, y por desgracia para él, enseguida fui capaz de identificar todo aquello que lo empoderaba. Los abdominales tradicionales o levantar a mi hijo, por ejemplo, lo volvían más fuerte. Ese conocimiento me daba una gran ventaja inicial; aun así, no era suficiente. Para derrotarlo necesitaba encontrar su punto débil.

Mi forma de entrenar comenzó a cambiar y ganarle la batalla al enemigo se convirtió en mi objetivo principal. Las respiraciones conscientes y profundas no le gustaban nada, detestaba que hiciera todos los ejercicios en una postura exquisita. Se retorcía de rabia cada vez que activaba el transverso abdominal, y no podía soportar que cuidara mi alimentación. ¡Para ser mi primer combate con un alienígena, no lo estaba haciendo nada mal!

Poco a poco fue debilitándose y, cuanto menos poder tenía él, mejor me sentía yo. Sabía que lo tenía acorralado, con lo que, tarde o temprano, acabaría ganándole.

No fue de un día para el otro, pero finalmente lo vencí.

Cuánta razón tiene la frase «lo que no te mata te hace más fuerte». Aquella batalla realmente me fortaleció. Y no me refiero solo a la fortaleza del abdomen, sino a la de mi voluntad. Me habría encantado no haberme sentido tan sola o haber recibido algún tipo de ayuda, pero las circunstancias quisieron que aquella lucha fuera solo mía.

Mi diástasis mide cinco centímetros y es funcional. Eso, traducido al castellano, significa que la línea alba no está rota y que los músculos que integran mi faja abdominal (recto abdominal, transverso abdominal, oblicuo mayor y oblicuo menor) son capaces de hacer su trabajo de forma eficiente a pesar de ella.

Muchas personas creen que, como mi abdomen es plano y fuerte, no tengo diástasis o que la he cerrado, pero la realidad es que nunca me abandonó. Lidiar con una inflamación exagerada después de ingerir cualquier tipo de alimento, o incluso agua, era lo que más me incomodaba. Tampoco me hacía ninguna gracia convertirme en un globo aerostático cada noche o ser incapaz de hacer muchos ejercicios. Pero esos desagradables síntomas se esfumaron por completo cuando fortalecí mi faja abdominal. También me volví mucho más respetuosa con mi alimentación, y procuro evitar aquello que no me conviene.

Seguramente querrás conocer los detalles de mis hábitos alimentarios, pero como bien dijo el poeta y filósofo romano Lucrecio: «El alimento de uno es el veneno de otro». Esto significa que lo que puede ser bueno para mí, tal vez no lo sea para ti. Es más, muchos de los alimentos que fueron buenos en una etapa de mi vida, dejaron de serlo en otra. La alimentación es completamente individual, y por esa razón te recomiendo que no te dejes llevar por dietas de moda.

Aunque me considero una persona resiliente, no voy a engañarte: habría preferido no haberme topado nunca con una diástasis abdominal. Pero ya que el destino (o, mejor dicho, el embarazo) la puso en mi camino, la usaré para ayudar al mayor número de personas posible.

2

POR QUÉ TU ABDOMEN NO ES EL MISMO DESPUÉS DEL EMBARAZO

PAULA. CUARENTA Y CINCO AÑOS. ARGENTINA

«Mi hija me preguntaba si tenía otro bebé dentro».

Con mi segundo embarazo mi cuerpo cambió por completo y se deformó. Tenía cuarenta años, treinta y dos kilos más de los habituales y muchas molestias. A los meses de haber tenido al bebé fui a ver al doctor porque tenía mucho dolor abdominal. Además, mi hija me preguntaba si tenía otro bebé dentro.

El doctor me informó de que todo era producto de la diástasis abdominal, pero yo no sabía lo que era. Estaba desmoralizada por cómo había quedado mi cuerpo, y las molestias físicas lo empeoraban aún más. Volví a casa y, googleando, me topé con Gabriela. Con ella comencé a entrenar de otro modo y los abdominales convencionales nunca más formaron parte de mis rutinas.

Empecé el Reto Diástasis y fue un camino de ida. Estoy agradecida por su generosidad y por ofrecernos a todas esta enorme oportunidad de recuperarnos.

MIRANDA. CUARENTA Y OCHO AÑOS. CÓRDOBA, ARGENTINA

«Mi abdomen tenía un tamaño desproporcionado».

Decidí hacer el reto porque mi abdomen tenía un tamaño poco acorde con mi cuerpo; era pura barriga. Después de los embarazos, me sentía incómoda y me daba vergüenza; aunque hacía gimnasia y caminaba, nada mejoraba su aspecto.

Los ejercicios del reto forman parte de mi rutina de entrenamiento desde hace más de dos años. El abdomen y todo el cuerpo mejoraron muchísimo, pero también el ánimo y la autoestima. Mis amigas siempre me hacen comentarios cuando me ven en mallas, incluso uso camisetas cortas a mis cuarenta y ocho años.

Aprendí mucho de las posturas, de las funciones de los músculos y también a superarme cada vez más.

VALERIA. CUARENTA Y TRES AÑOS. ARGENTINA

«Me sentía horrible».

Soy mamá de dos hermosos niños de ocho y cinco años. Mis hijos nacieron por cesárea con casi cuatro kilos. Yo no engordé mucho en los embarazos, pero, aun así, después de los partos, me quedó una barriga desproporcionada. En el gimnasio y el centro de pilates no sabían orientarme. Sabía que existía la diástasis por mi cuñada y mi hermana, así que empecé a investigar.

Estaba muy cansada de que todos me preguntaran si estaba embarazada, y me sentía ajena a mi cuerpo. Me sentía horrible y eso influía en mi autoestima y en mi relación de pareja. Tuve que comprar ropa nueva y trataba de usar todo amplio para ocultar la barriga lo más posible. Investigando por internet llegué al grupo de Facebook «Luchando contra la diástasis», y fue un antes y un después en mi vida, porque aprendí muchas cosas. Ahí hablaban del reto de Gabriela Grande y decidí hacerlo. Yo no quería pasar por una cirugía. Con dos niños pequeños no era una opción para mí.

Aunque sigo teniendo la tripa más hinchada por la noche, jamás volvió a ser lo que era antes. Sé que tendré que seguir toda la vida con la constancia del ejercicio y la disciplina de la comida sana, pero creo que, de todas formas, esa es la base de una buena salud para cualquier persona.

Siempre estaré agradecida a Gabriela porque el reto me ayudó a sentirme de nuevo como antes.

INÉS. CUARENTA Y TRES AÑOS. MÁLAGA, ESPAÑA

«Vi la luz».

Mis dos hijos nacieron por cesárea. El mismo día que salí del hospital, mi hijo mayor me dio un golpe sin querer en la cicatriz y se formó un edema hemorrágico que tuvieron que presionar para bajarlo. Yo pienso que eso impidió que tuviera una buena cicatrización.

Cogía mucho peso todo el tiempo (el peso de mis dos hijos) y mi abdomen se resentía. Pasaba el tiempo y la barriga no bajaba. Tenía muchos gases y sensaciones raras.

Fui al cirujano, porque me había salido una hernia, y me mandó que hiciera abdominales tradicionales. Consulté con otro cirujano, porque el primero no me convenció, y este sí me dijo que tenía diástasis y que se arreglaba con una abdominoplastia.

Investigando sobre el tema encontré a Gabriela y vi la luz. Su reto me ayudó a entender qué debo trabajar y cómo hacerlo.

Quizá te parezca normal que tu abdomen haya cambiado tanto después del embarazo y creas que es el precio que debes pagar por ser mamá, pero déjame decirte que no es normal que se infle como un globo a medida que pasan las horas.

Tampoco es normal que tengas esos desagradables dolores lumbares o pérdidas de orina cada vez que estornudas, saltas o te ríes. Y, desde luego, no es normal que tu autoestima esté por los suelos.

Durante el embarazo el músculo abdominal se estira como un elástico para proporcionarles al bebé y al útero el espacio que necesitan. Y, aunque después del parto todo debería volver a su ser, lo cierto es que no siempre ocurre. Esta situación, más habitual de lo que te imaginas, recibe el nombre de «diástasis abdominal».

En este libro voy a convertir todos los tecnicismos en palabras sencillas porque estoy segura de que te ayudará a entender qué te ocurre y cómo solucionarlo. Para ello emplearé todo tipo de metáforas, ejemplos y comparaciones, como la que verás a continuación.

Imagina que vas al teatro a ver el musical de Billy Elliot (si no lo has visto, te recomiendo que lo hagas). Te sientas en una butaca y contemplas el escenario, que se encuentra, de momento, cubierto por un gran telón.

Las luces se apagan, el telón se abre y comienza la función. Dos horas más tarde, y tras un desenlace emocionante, la obra termina. El público aplaude, los actores saludan, el telón vuelve a cerrarse y las luces se encienden. Si lo piensas bien, todo lo que acabo de describir es muy semejante a lo que ocurre durante la gestación y el parto.

Durante el embarazo, sobre todo en el tercer

trimestre, los rectos del abdomen se abren como un telón para que el bebé y el útero puedan actuar. Cuando el espectáculo termina y se produce el parto, se encienden las luces del puerperio y las cortinas (o sea, los rectos del abdomen) se cierran de nuevo. Pero, por diversos motivos que ya te explicaré, esas cortinas no siempre consiguen cerrarse y provocan lo que se denomina «diástasis abdominal».

Qué es la diástasis abdominal

Es la separación de los rectos del abdomen (más conocidos como *six pack*) debido a una distensión o rotura del tejido conectivo que une un recto con el otro. Ese tejido conectivo recibe el nombre de «línea alba» y desempeña un papel muy importante; pero hablaré de él más adelante.

Aunque aún queda mucho camino por recorrer en cuanto a investigación, está demostrado que esta afección tiene un gran impacto en la salud física y psíquica de las personas que la padecemos.

Antes de continuar adentrándonos en este fascinante mundo, es importante que me detenga un momento en el *core*. *Core* significa «núcleo» y agrupa todos los músculos que se encuentran en la zona central del tronco. Quizá pienses que me estoy refiriendo a los abdominales, pero abarca mucho más.

Vamos a suponer que en el centro del cuerpo tienes una caja de cartón. En la parte delantera de esa caja se encuentran el recto abdominal y el transverso abdominal. En la parte superior se sitúa el músculo diafragma. En la parte inferior encontramos los músculos del suelo pélvico. En los laterales se ubican los músculos oblicuos mayor y menor. Y en la parte posterior de la caja tenemos los glúteos y los músculos multífidos. ¿Sabes qué hay dentro de esa caja? Nuestra columna y órganos internos.

En los últimos veintitrés años he cambiado de casa siete veces, con lo que, sin quererlo, me he vuelto una experta en mudanzas. A la hora de transportar los objetos delicados, como la vajilla, escojo las cajas más resistentes: introducir mi cristalería en una bolsa de plástico sería una catástrofe. Si tú fueras una vejiga o una vértebra, ¿te gustaría que te transportaran en una bolsa de plástico, o en la caja más fuerte y resistente?

Los músculos del *core* cumplen, o deberían cumplir, la función de contención y protección, pero cuando alguno de los lados de esa caja pierde resistencia, las probabilidades de que un vaso se rompa aumentan considerablemente.

No voy a ponerme muy pesada con temas de anatomía, pero conocer estos músculos y la forma en la que trabajan te ayudará a entender las consecuencias y el adecuado tratamiento de la diástasis abdominal.

Los músculos del *core* son como una gran orquesta, ya que, aunque cada uno cumple una función específica, necesitan trabajar juntos y coordinados para lograr armonía y eficiencia. Dado que la diástasis abdominal sería equivalente a te-

ner un violonchelo desafinado en el cuerpo, necesitamos componer una nueva melodía que deleite
cada centímetro de tu ser.

Causas habituales

Sin lugar a duda, la causa más habitual de la diástasis abdominal es el embarazo. En esta etapa, sobre todo en el tercer trimestre, el recto abdominal
se distiende para proporcionarles al útero y al
bebé el espacio que necesitan para crecer y de-
sarrollarse. Se trata de una condición natural y
necesaria que recibe el nombre de «diástasis fisio-
lógica». El problema se produce cuando esa separación de los rectos del abdomen se prolonga más
allá de esa etapa.

¿Te acuerdas de que te conté que el recto abdominal está dividido en dos por un tejido conectivo llamado línea alba? Para que el recto abdominal pueda distenderse, esa línea alba también tiene
que sufrir una modificación en su composición y

volverse más blandita. La distensión que se produce, tanto en el recto abdominal como en la línea alba, es posible gracias a una hormona llamada relaxina. El trabajo que desempeña esta hormona durante el embarazo es realmente impresionante.

Gracias a ella se «ablandan» las partes de nuestro cuerpo, como el cuello del útero, que intervienen en el parto, y también regula las contracciones evitando que este ocurra antes de tiempo. Sin embargo, no todo es color de rosa. El aumento de la relaxina también provoca laxitud en las articulaciones y, en consecuencia, dolores de espalda, cadera y pubis. Por último, el incremento de esta hormona es el responsable de que nuestra línea alba pierda la tensión necesaria para mantener unidos los rectos del abdomen.

FACTORES DE RIESGO

Si bien el embarazo es la causa más habitual de la diástasis abdominal, no es el único factor de riesgo. Hay mujeres que no han estado embarazadas, hombres y niños que también presentan esta disfunción.

Cesárea

Aunque una cesárea no constituye un factor de riesgo directo para que se produzca una diástasis, puede dificultar la recuperación de los tejidos del abdomen. Como ya sabes, al practicar una cesárea para acceder al útero y sacar al bebé se deben atravesar cinco tejidos diferentes (los músculos abdominales no se cortan, pero se desplazan hacia un lado). Después de la sutura comienza un proceso de cicatrización que en algunos casos provoca adherencias. Las adherencias son bandas de tejido similar al de la cicatriz que pueden dificultar la recuperación general de la musculatura. Por tanto, si has tenido un parto por cesárea, te recomiendo que visites un fisioterapeuta especializado en suelo pélvico para que revise la cicatriz.

Obesidad

La obesidad, o un aumento brusco de peso, puede dañar la línea alba si esta no tiene capacidad para soportar la tensión a la que se ve sometida. Cuanto mayor sea el volumen del abdomen, más riesgo habrá de provocar una diástasis abdominal.

Imagina que tu abdomen es un globo. Si lo inflas un poco, será capaz de contener el aire que hay en su interior sin ningún problema; pero, si lo inflas como una piñata, las probabilidades de que se rompa aumentan de manera considerable.

Actividad física

Hace algunos años, fotografiaron al entonces presidente de España durante sus vacaciones. Como es habitual cuando se está en la playa, llevaba un bañador y el torso desnudo. Hasta ahí todo normal. Pero lo que causó una gran conmoción fue que el político, a sus cincuenta y seis años, lucía unos abdominales de escándalo.

La prensa, ni tonta ni perezosa, aprovechó ese *six pack* para crear cientos de artículos: «Un abuelo con *six pack*», «El secreto de sus abdominales», «Consigue el cuerpo del presidente», y así hasta el infinito. De hecho, un prestigioso periódico publicó uno cuyo titular era: «Aznar hace dos mil abdominales diarios».

No me voy a detener mucho más en los abdominales de este señor, pero sí en dos conceptos que quiero que recuerdes para siempre. El primero de ellos es que la grasa del vientre no se elimina haciendo abdominales (ese mito, que no sé de dónde ha salido, es más falso que el color de mi pelo). Y el segundo concepto es que la práctica indiscriminada de los famosos *crunch* o *curls* abdominales puede provocar una diástasis o empeorarla si ya la tienes.

La edad

La edad es un factor que es preciso tener en cuenta, ya que, a medida que cumplimos años, el tejido conjuntivo se deshidrata y se vuelve menos flexible y más propenso a roturas. ¿Qué árboles soportan mejor los fuertes vendavales, los de ramas fuertes y flexibles o los de ramas secas y débiles?

También existen factores genéticos a los que se les atribuye su calidad. Hay mujeres que tienen tejidos con más capacidad de sostén y sujeción que otras.

Estreñimiento

El estreñimiento crónico también es una causa asociada a la diástasis abdominal. Este tipo de estreñimiento ocurre cuando sientes ganas de defecar, pero al ir al baño las deposiciones son duras, no se evacuan con facilidad y tienes que acabar empujando y apretando muchísimo para conseguir el vaciado. Estos esfuerzos, repetidos en el tiempo, son un gran factor de riesgo para el suelo pélvico, pero también contribuyen a generar una hiperpresión intraabdominal que pone la línea alba en riesgo.

Tipos de diástasis abdominal

La primera clasificación que debemos establecer está relacionada con el estado del tejido conectivo que une un recto con el otro. Me refiero, por supuesto, a la línea alba. Si ese tejido conectivo no presenta rotura, estamos en presencia de una diástasis funcional. Sin embargo, cuando el tejido conectivo está roto, la diástasis pasa a denominarse anatómica, y puede ocasionar, entre otros inconvenientes, hernias umbilicales.

Cada diástasis es un mundo, por eso te recomiendo que acudas a un fisioterapeuta especializado en suelo pélvico para que te proporcione una valoración personalizada.

La clasificación con respecto al tamaño de la diástasis no está muy clara debido a la falta de un consenso en los estudios científicos en cuanto a definir exactamente qué distancia entre los rectos del abdomen se considera patológica. Sin embargo, y a pesar de que aún queda mucho por investigar, la famosa expresión «el tamaño no importa» aquí cobra especial relevancia.

Muchas mujeres realmente se obsesionan con los centímetros de su diástasis abdominal. Incluso debo admitir que yo también estaba convencida de que la distancia entre un recto abdominal y el otro era lo único relevante. Y así como la madrastra de Blancanieves consultaba regularmente a su espejo mágico para corroborar que seguía siendo la más bella del reino, yo palpaba mi diástasis cada día con la esperanza de que alguno de esos cuatro dedos dejara de caber allí.

Sin embargo, te aseguro que el tamaño no es lo más significativo a la hora de establecer su gravedad. Hay diástasis pequeñas que ocasionan muchos más problemas que otras más grandes, porque lo importante no son los centímetros que separan un recto del otro, sino lo competentes que resulten ser la faja abdominal y la línea alba.

Por último, la diástasis se puede clasificar según el lugar donde se encuentre: supraumbilical cuando se encuentra por encima del ombligo, umbilical si se ubica en el ombligo e infraumbilical cuando la separación se encuentra debajo del ombligo.

3

LA DIÁSTASIS ABDOMINAL ES MUCHO MÁS QUE UN PROBLEMA ESTÉTICO

SARITA. TREINTA Y DOS AÑOS. ESPAÑA

«Mi abdomen está perfecto».

Tuve a mi primer hijo con veinticuatro años. Era bailarina profesional de danza española y jamás había oído hablar de la diástasis abdominal. Por desconocimiento, juventud y otros temas dejé de practicar todo tipo de deporte cuando me quedé embarazada. En el embarazo engordé veintisiete kilos y mi hijo pesó cuatro kilos y medio al nacer. Fue un parto muy duro y me destrozó.

Mi abdomen jamás volvió a ser ni parecido al de antes, tenía muchísima piel sobrante y el ombligo hundido. Hacía ejercicios para el suelo pélvico y el abdomen porque tenía pérdidas de orina, dolores lumbares y problemas digestivos; pero el tiempo pasaba y mi abdomen no recuperaba su aspecto.

Investigando encontré el término «diástasis

abdominal» y todo encajaba con mis problemas y describía mi situación. Leyendo y buscando soluciones previas a la cirugía encontré a Gabriela Grande, comencé a seguirla en las redes sociales y empecé su Reto Diástasis. Las puertas del cielo se me abrieron y me motivó muchísimo. Me puse manos a la obra y semana a semana fui notando mejoría.

Gabriela me enseñó términos que nunca había oído, como «fuerza en el *core*» y «musculatura profunda». Cuando terminé el reto, los dolores de espalda habían desaparecido, las digestiones no eran tan pesadas y el aspecto del abdomen había mejorado notablemente.

Al final, ocho años después, decidí pasar por el quirófano para solucionar mi problema de piel sobrante, que era algo que seguía ahí aun habiendo experimentado una gran mejoría. Hoy mi abdomen está perfecto y me veo con una postura hermosa.

AVA. CUARENTA Y OCHO AÑOS. ESPAÑA

«Aprendí a quererme y a cuidarme».

Estoy encantada con no haber vuelto a despertarme con dolor de espalda o cadera, aunque no voy a negar que estoy contentísima también con el cambio que he tenido a nivel estético.

Mi faja abdominal ya funciona, he recuperado una postura correcta y mis órganos internos se han reubicado. Mi suelo pélvico trabaja mucho mejor y ya no tengo ni una gota de escape al reír, toser o saltar. Mi barriga ya no es de tipo embarazada. He reducido muchísimo el perímetro y por fin he hecho las paces con ella. ¡Hasta empieza a gustarme!

Después de tres megabarrigones que dieron lugar a tres cesáreas en cuatro años y medio, mi abdomen sufrió muchísimo. La diástasis fue una de las secuelas. Ahora, diez años después de haber sido madre, he logrado una recuperación que nunca imaginé posible.

Aunque los cuatro centímetros de diástasis siguen ahí, la profundidad entre mis rectos ya no es la misma y mi abdomen ha cambiado. En esas nueve semanas del reto he aprendido a quererme y a cuidarme. Pero esto no ha terminado y eso lo tengo muy claro, porque hay que seguir cuidándose, con o sin operación.

Os animo a todas a buscar soluciones, a poner empeño y a luchar por conseguir vuestros objetivos.

GISELA SÁNCHEZ. CUARENTA AÑOS. MÉXICO

«Estaba deprimida porque no llevaba una vida normal».

Hace ya once años, cuando tenía veintinueve, me hicieron una cirugía de columna. Tenía una fisura en el hueso y deformidades óseas de nacimiento. Eso siempre me había producido mucho dolor, desde muy niña, pero se agravó a los veintitrés años, cuando sufrí un accidente de coche.

La cirugía fue exitosa, pero el doctor me aclaró que el resultado de la operación no me dejaría al cien por cien y que tendría muchas restricciones, como no volver a correr ni cargar más de dos kilos, y problemas de equilibrio y circulación de por vida. También me dijo que la recuperación duraría de uno a cinco años.

Después de la operación me envió a rehabilitación, pero básicamente el tratamiento se enfocó en desinflamar y corregir la postura, por lo que la recuperación fue mínima.

Un año después de la cirugía, apenas caminaba. Tanto el médico como el rehabilitador me dijeron que eso sería todo. Como parte de las actividades obligatorias vitalicias poscirugía, tenía que nadar cuarenta minutos, hacer cuarenta minutos de cinta de caminar y cuarenta minutos de elíptica, y ninguna otra cosa más. Así que me apunté a un gimnasio.

A los dos años hicieron rotación de personal y conocí a un par de entrenadores que estaban formados en rehabilitación y se ofrecieron a ayudarme, no sin antes aclararme que, por mi condición, llegaría un momento en que me estancaría y se volvería monótono.

Sin dudar, acepté, puesto que mi objetivo, más que tener un cuerpo tonificado, era recuperar todo lo posible, ya que era muy joven y estaba muy deprimida porque no llevaba una vida normal.

En año y medio aprendí a nadar bien y rápido, y en el gimnasio empezaba a levantar peso. Mi cuerpo empezó a desarrollar músculo. Pasaron los años y yo seguía desarrollando músculo y mis rutinas eran un poco más exigentes, hasta empecé a trotar (lo que me hizo muy feliz, porque lo que más me gusta en la vida es correr). Sin embargo, me sentía como una farsante porque, aunque tenía el cuerpo marcado, no era capaz de levantar una jarra con agua para servirme, porque inmediatamente empezaba a temblarme todo el torso y empezaba a sudar del dolor.

Sufría contracturas en el cuello, los omóplatos y los brazos todo el tiempo. El médico del gimnasio me hizo unas pruebas de fuerza y resistencia y me dijo que mi rehabilitación había sido deficiente, se me habían atrofiado los músculos del lado derecho y que tenía la fuerza mal distribuida.

La idea era crear un nuevo plan de trabajo para corregir todo esto, pero llegó la pandemia. Ahí empecé a buscar opciones y fue cuando encontré a Gabriela. Durante toda la pandemia dejé de lado las pesas y las máquinas que tengo en casa, y seguí sus ejercicios. Así fue como aprendí que la postura es muy importante.

Siempre veía los ejercicios del reto, pero como

estaban dirigidos a mujeres que habían sido mamás no les prestaba mucha atención, hasta que un día leí sobre su historia y su método para fortalecer el *core* y pensé: «¡¡¡Justo eso es lo que necesito!!!». Fue así como empecé el reto.

Debo confesar que cada ejercicio me costaba muchísimo; ahora son parte de mi rutina. Aún tengo dificultad para mantener el equilibrio, pero he logrado que el dolor disminuya. El margen de movimiento es más amplio. Antes no podía tumbarme de lado y levantar la pierna ni a la altura de la cadera sin sentir quemazón y empezar a sudar del dolor; ahora puedo hacer una extensión más allá de la cadera. El dolor sigue ahí, pero es soportable. Las contracturas se fueron. Ya puedo levantar la jarra de agua sin miedo a tirarla. Salgo a correr y ya no siento que vaya a partirme en dos.

Mi proceso ha sido muy lento y accidentado; siempre estaré agradecida de haber encontrado el reto; ha sido un gran apoyo.

ALMUDENA. CUARENTA Y TRES AÑOS. ESPAÑA

«Dejé de tener urgencia por ir al baño».

Descubrí que tenía diástasis porque empecé a tener urgencia para ir al baño. Pasaba de cero ganas de hacer pis a «me lo hago encima» en dos segundos. Se lo comenté a mi ginecóloga y me envió a una fisio. Allí me pusieron corriente en los abdominales y poco más, así que busqué una fisioterapeuta especializada en suelo pélvico y fue quien me enseñó a hacer hipopresivos y me habló del transverso.

Dos años más tarde encontré a Gabriela. Con los hipopresivos y el reto conseguí reforzar la faja abdominal, dejé de tener urgencias para ir al baño, mejoré la postura y eliminé los dolores de espalda.

Aunque los síntomas asociados a la diástasis pueden ser muy variados, todos ellos se generan por la incapacidad de la faja abdominal para ejecutar su trabajo de manera eficiente.

Una diástasis abdominal puede interferir de forma negativa en la postura, la respiración, la regulación de la presión intraabdominal, el soporte de las vísceras y la estabilidad tanto del tronco como de la pelvis. Un signo muy característico es el vientre abultado. Quizá te levantas por la mañana bastante plana, pero conforme va transcurriendo el día se va distendiendo hasta que, al llegar la noche, te ves con dos tallas más de pantalón.

También puedes notar una sensación general de inestabilidad en el abdomen y la presencia de un bulto cuando haces un esfuerzo. La mayoría de las mujeres cree que la diástasis abdominal es solo un problema estético, pero sus consecuencias pueden ir mucho más allá.

Hernia umbilical

La hernia umbilical se produce cuando una parte del intestino o tejido graso sobresale a través de un área cercana al ombligo. No todas las diástasis provocan hernia umbilical, pero, si su condición es patológica, entonces habrá mayor riesgo de que suceda.

Incontinencia urinaria

La incontinencia urinaria es la pérdida involuntaria de orina, que constituye un problema social e higiénico importante y es demostrable de forma objetiva. Según varios estudios, en España se estima que un 24 por ciento de las mujeres sufren pérdidas de orina y, dentro de este grupo, el 43,1 por ciento presenta incontinencia urinaria de esfuerzo.

La causa más habitual es el parto instrumentado (con episiotomía o uso de fórceps). También se incluyen factores como el sobrepeso o los cambios hormonales (sobre todo el descenso de los estrógenos, característico en la posmenopausia). Si cuando toses, estornudas, saltas o corres se te escapa el pis, tienes incontinencia urinaria de esfuerzo. Es importante que no menosprecies ni normalices esta situación por más partos, embarazos o años que tengas.

El suelo pélvico es un conjunto de músculos y ligamentos que se sitúan en la base de la pelvis y proporcionan sostén a la vejiga, el útero y el recto. Cuando funciona correctamente, consigue que no se escape ni una gota de pis de forma involuntaria gracias a que es capaz de activarse de forma refleja ante un aumento de presión en el abdomen. Esto sucede de manera constante a lo largo del día con gestos tan cotidianos como cambiar de posición, estornudar, toser, caminar o saltar.

El problema se produce cuando, por culpa de la diástasis, nuestra faja abdominal deja de gestionar de manera adecuada esas presiones y provoca que el suelo pélvico reciba más de la que debería. Eso significa que puedes tener pérdidas de orina aun con un suelo pélvico fuerte.

El exceso de trabajo, por su parte, puede desembocar en lesiones, como la aparición de prolapsos de vísceras pélvicas; comenzarías entonces con una cadena de síntomas y de acontecimientos nada deseables.

Prolapso de órganos pélvicos

Un prolapso es el descenso de uno o varios de los órganos pélvicos (vejiga, recto y útero), que ocurre cuando nuestro suelo pélvico no consigue sostenerlos de forma eficiente.

El suelo pélvico es como la base de una caja que

en condiciones normales contiene y sujeta lo que lleva dentro, pero que al debilitarse hace que aumenten las probabilidades de que se desfonde. Algunos factores de riesgo son los embarazos, los partos, la edad, la obesidad, el estreñimiento, la tos crónica y un exceso de presión abdominal (como los producidos, entre otros, por deportes de alto impacto y ejercicios abdominales).

Los estudios no acaban de ser concluyentes, pero algunas investigaciones ya han relacionado la presencia de diástasis abdominal con el prolapso de órganos pélvicos. Los prolapsos se clasifican en cuatro en función de su grado de descenso. Los grados 1 y 2 requieren tratamiento conservador para evitar que el prolapso siga evolucionando. Los grados 3 y 4 precisan cirugía. Si sospechas que tienes prolapso, acude a un fisioterapeuta especializado en suelo pélvico o a un ginecólogo.

Dolor lumbar y abdominal

La faja abdominal es clave a la hora de mantener una buena postura, por eso cuando la línea alba se lesiona y aparece la diástasis, esta deja de ser eficiente en su función. Entonces, los músculos lumbares comienzan a trabajar por encima de sus posibilidades para compensar lo que el abdomen no está siendo capaz de atender.

Imagina un corsé que se ha roto por delante y ya no consigue apretarte con firmeza en torno a la cintura. Aunque el daño se produjo en la parte de delante, la parte de atrás también se ve afectada y deja las lumbares desprotegidas.

Digestiones pesadas

Uno de los síntomas más habituales de la diástasis es la aparición de gases, digestiones lentas y pesadas, así como también la «típica» inflamación abdominal después de comer.

La razón por la que la diástasis convierte nuestras digestiones en una verdadera odisea radica en que los músculos del abdomen, esenciales para la función del sistema gastrointestinal, ya no consiguen colaborar en el mezclado y el movimiento de los alimentos a través del tracto digestivo. Así, fortalecer los músculos de la faja abdominal mejorará significativamente el proceso digestivo.

DIFICULTAD RESPIRATORIA

El músculo diafragma tiene como principal función la respiración: se apoya en las vísceras abdominales y las empuja durante el proceso. La encargada de frenar este empuje es la musculatura abdominal. En los casos de diástasis, este freno puede verse desfavorecido, alterar las presiones intraabdominales y crear mayor riesgo de problemas respiratorios, posturales y de suelo pélvico.

Por ello es de suma importancia que, si notas

alguno de los síntomas descritos o la recuperación de tu faja abdominal se alarga en el tiempo, visites a un profesional especializado en rehabilitación abdominopélvica y diástasis abdominal que valore tu situación y te guíe de forma específica.

4

CÓMO PUEDES SABER SI TIENES DIÁSTASIS ABDOMINAL

ELIA. CUARENTA Y OCHO AÑOS. SANTANDER, ESPAÑA

«Por fin pude ponerle nombre a lo que tenía».

Tuve dos embarazos, uno acabó en cesárea de urgencia y otro en parto natural. Nunca me hablaron del suelo pélvico ni de la diástasis. Toda la vida había hecho ejercicios de impacto y muchos abdominales; por supuesto, también hipopresivos, pero siempre he tenido el estómago hacia fuera.

Cuando Gabriela explicó cómo comprobar si teníamos diástasis, por fin pude ponerle nombre a lo que tenía. Además, tengo sensibilidad al gluten y sufro mucha distensión abdominal.

Fui al fisio de suelo pélvico y me diagnosticó diástasis de cuatro centímetros y medio. Desde entonces hago los ejercicios del reto y el cambio ha sido espectacular. No tengo la tripa plana completamente, pero casi, y lo más importante es que mi abdomen es fuerte y funcional.

Por ahora me libro de la operación.

AMAYA. CUARENTA AÑOS. PAÍS VASCO, ESPAÑA

«Ojalá hubiera tenido esa información antes».

Tuve tres embarazos muy seguidos. Después del segundo parto, decidí que era hora de revisar el suelo pélvico y trabajar la zona con hipopresivos; era lo único que conocía. En la consulta de la fisioterapeuta escuché por primera vez la palabra «diástasis».

Me explicó que mi diástasis era muy grande y que tenía una zona en donde podría producirse una hernia. Me explicó muchas cosas más, pero lo único con lo que me quedé fue que era algo sin solución y que podría acarrearme problemas intestinales, de espalda y un largo etcétera.

Me dijo que era mejor que no corriera ni hiciera ejercicios de alto impacto, y que, si se formaba la hernia, habría que operarla. Para evitarlo me recomendó hacer hipopresivos a diario.

Salí de la consulta con muchas dudas. ¿Cómo había pasado aquello? ¿Qué había hecho mal? ¿Por qué a mí? ¿Era para toda la vida?

En los tres embarazos engordé veinte kilos y los perdí a los tres meses. ¿Sería por eso? Y también recordé que no cuidaba la postura al levantarme de la cama y al tumbarme en ella. Durante ese movimiento me aparecía un cohete en la tripa. Ojalá hubiera tenido esa información antes.

Empecé a investigar y encontré a Gabriela. Hice el reto y mi vida mejoró. La diástasis no me genera problemas físicos y tampoco me molesta estéticamente, pero tengo muy claro que no quiero ni debo dejar de lado los ejercicios.

Comprobación casera

Hay una manera muy sencilla de comprobar si tienes diástasis abdominal. Túmbate bocarriba sobre una superficie firme, flexiona las piernas y sepáralas hasta el ancho de la cadera. Ponte una mano en la nuca y, a continuación, levanta ligeramente la cabeza y los hombros, como si estuvieras haciendo un pequeño abdominal. Mientras mantienes esa postura, explora la línea alba desde el pubis hasta el esternón con el dedo índice de la otra mano.

¿Notas algún hueco entre un recto abdominal y el otro?

¿Dónde comienza ese hueco?

¿Dónde acaba?

¿Cuántos dedos, transversales al ombligo, caben?

¿Tu dedo o dedos se hunden mucho o poco?

¿Te sale algún bulto por el abdomen cuando haces un esfuerzo?

La mayoría de los autores establecen que existe diástasis abdominal cuando la separación entre los rectos es mayor de dos centímetros y medio. Sin embargo, ese valor oscila en función de la fuente que consultes. En cualquier caso, si consigues introducir al menos un dedo entre los rectos del abdomen, te recomiendo que acudas a un fisioterapeuta especializado en suelo pélvico.

Te voy a contar una anécdota. En septiembre de 2021, la periodista Yanela Clavo y el entrenador personal Martín Giacchetta (más conocido como el entrenador de las celebridades) me entrevistaron para un programa de radio. La entrevista estaba relacionada, por supuesto, con la diástasis abdominal. Después de exponer los conceptos básicos procedí a explicar, como acabo de hacer aquí, la manera de comprobarlo.

Yanela, que nunca había oído hablar de este tema, se acostó en el suelo del estudio y procedió a hacer la comprobación casera. ¿¡Adivinas qué pasó!? Allí mismo, en pleno directo, la periodista descubrió que tenía una diástasis abdominal de dos dedos. Ni te imaginas la inmensa cantidad de personas que ignoran que sus rectos abdominales no están donde deberían, y desconocer esta condición es incluso más peligroso que tenerla, ya que puede derivar en decisiones equivocadas.

¿QUÉ PUEDE HACER POR TI UN FISIOTERAPEUTA ESPECIALIZADO EN SUELO PÉLVICO?

Laura Pastor y Estefanía García van a explicarte, con todo lujo de detalles, lo que un fisioterapeuta especializado en suelo pélvico puede hacer por ti. Además de ayudar desde sus respectivas consultas, también conducen un fabuloso pódcast denominado *El Club de las Vaginas*, que te recomiendo mucho.

Un fisioterapeuta especializado en suelo pélvico se ocupa de la prevención y el tratamiento de todos los tipos de trastornos funcionales de la región abdominal, pélvica y lumbar, que provocan un amplio abanico de síntomas, como pérdidas de orina, incontinencia anal, dolor en las relaciones íntimas, dolor lumbar, dolor pélvico, incompetencia de la faja abdominal y un largo etcétera.

La fisioterapia trata la diástasis mediante la rehabilitación de la pared abdominal y la mejora de la función de la línea alba. Lo primero que hará un profesional será recabar toda la información posible en cuanto a embarazos, partos, síntomas urológicos (como la presencia de incontinencia o de urgencia miccional), síntomas digestivos (como hinchazón o estreñimiento), presencia de dolor y antecedentes ginecológicos (como la presencia de un prolapso). Valorará visualmente tu postura en bipedestación (de pie) para conocer el estado de fuerza de la faja abdominal, de los músculos vertebrales y de posibles compensaciones que haya hecho tu cuerpo para gestionar lo mejor posible la diástasis.

Te pedirá que tosas, que respires profundamente, que recojas el vientre y que exhales frunciendo los labios para saber si tu faja abdominal es competente. Te hará una ecografía para evaluar el comportamiento de tu diástasis y poder así diseñar un programa de recuperación personalizado. Te palpará el abdomen en busca de puntos de dolor e inspeccionará su tono y capacidad de respuesta. Observará el estado de tu piel, ya que le aportará mucha información: la presencia de estrías, distensión cutánea o de un faldón abdominal indica que la línea alba está en peores condiciones y hará más difícil la recuperación.

Utilizará herramientas como el cáliper o calibrador para medir la distancia supraumbilical. Observará tu diafragma torácico, pues puede estar generando mucha presión descendiente sobre el abdomen, y también valorará tu suelo pélvico con herramientas manuales e instrumentales. Por último, valorará la musculatura lumbar y glútea, puesto que colaboran con la faja abdominal.

Hay dos maneras de abordar una diástasis abdominal: una es mediante rehabilitación y la otra es con cirugía, pero en ambos casos es fundamental potenciar al máximo la faja abdominal y mejorar la calidad de los tejidos.

¿QUÉ OTRAS TÉCNICAS, ADEMÁS DEL EJERCICIO, PUEDEN AÑADIRSE A UN TRATAMIENTO?

La fisioterapia cuenta con estrategias manuales, instrumentales y también con alta tecnología para ayudarte a recuperar el abdomen.

Radiofrecuencia aplicada en la pared abdominal

La radiofrecuencia, también conocida como diatermia o tecarterapia, es una técnica no invasiva que sirve para estimular la síntesis de colágeno y, por tanto, de tejido nuevo. También permite mejorar la circulación sanguínea de la zona aumentando así la oxigenación y nutrición de los tejidos.

Electroestimulación

La estimulación eléctrica neuromuscular o electroestimulación es la aplicación de corriente eléctrica para provocar una contracción muscular. En la actualidad existen aparatos de electroestimulación para uso domiciliario que son de muy buena calidad; pero, si de lo que se trata es de solucionar una diástasis abdominal, es importante que lo hagas de la mano de un profesional de la fisioterapia o del deporte.

La electroestimulación ayuda a reclutar más fibras musculares, es decir, a que se activen más áreas musculares de la pared abdominal. Pero ponerte unos electrodos no va a darte los resultados que esperas; tendrás que complementarlo con ejercicio físico. Esto significa que en el momento de notar la actividad eléctrica es fundamental que por tu parte exista también una activación voluntaria de esa zona, y ese ejercicio tiene que estar pautado por un profesional. No vale de nada que te apliques unos electrodos en el abdomen y dejes que se activen solos.

Vendaje neuromuscular

El vendaje neuromuscular o *kinesio tape* surge en Japón en la década de 1970 gracias al doctor Kenzo Kasees. Para este vendaje se usa un tipo de esparadrapo elástico muy característico que se puede tensar con diferentes grados de tensión. Ha ganado popularidad como técnica para reducir la separación y aumentar la estabilidad de la pared abdominal, y es eficaz para la diástasis de los rectos y para mejorar la estabilidad de la columna lumbopélvica, pero es preciso aplicarlo con una técnica determinada. Consulta con tu fisioterapeuta para conocer qué tipo de vendaje puede resultar más adecuado para tu abdomen.

Biofeedbacks

Un *biofeedback* o dispositivo de biorretroalimentación es un sistema de reconocimiento para mejorar activaciones musculares y patrones posturales. Hay muchos sistemas de *biofeedback* en el mercado, pero los que se emplean con mayor éxito para reeducar la contracción correcta de la pared abdominal son el *biofeedback* electromiográfico y el ecográfico.

Esta herramienta permite detectar la actividad de tu abdomen en directo, conocer qué se está activando y qué no, y permite corregir en el momento cualquier activación errónea.

Gimnasia hipopresiva

La gimnasia hipopresiva o las técnicas hipopresivas son ejercicios posturales que tonifican los músculos de la pared abdominal y del suelo pélvico a través de una serie de posturas y de un patrón respiratorio específico sin aumentar la presión abdominal.

La forma de respirar es importante, pero sobre todo se remarca el hecho de que son las posturas las que llevan a este efecto hipopresivo. Es crucial destacar que solo por el hecho de sacar todo el aire de los pulmones y succionar el abdomen abriendo las costillas no se asegura el aumento del tono del suelo pélvico y de la faja abdominal, y, por otro lado, se cuestiona el hecho de que esa apertura pueda favorecer el estiramiento de la línea alba, algo que no ayuda en la recuperación de una diástasis abdominal.

El origen de los hipopresivos se remonta a los años ochenta, cuando su creador, el doctor Marcel Caufriez, relata que en esa época se encontraba con muchas mujeres que después del parto sufrían prolapsos de los órganos pélvicos, abertura de la vagina, falta de tono en el suelo pélvico y de la faja abdominal, y alteraciones sensitivas que las llevaban a sufrir disfunciones sexuales. En algunas de sus sesiones verificó que, después de hacer una exhalación y apertura de las costillas, los órganos pélvicos ascendían y se recolocaban. Esta técnica, que se sigue desarrollando, ha sufrido muchas modificaciones gracias a los sofisticados aparatos que han surgido en el campo de la medicina. Es importante poner en práctica estos ejercicios de la mano de un profesional especializado.

Cirugía de diástasis abdominal

Dado que en algunos casos la diástasis abdominal requiere de cirugía, es importante conocer las características de las técnicas quirúrgicas que existen actualmente, y para ello tengo el honor de contar con la colaboración del prestigioso doctor Pedro Machado, cirujano especializado en diástasis abdominal.

Las técnicas quirúrgicas para el tratamiento de la diástasis abdominal se clasifican según el tipo de abordaje: abordaje abierto, abordaje cerrado

(endoscópico/laparoscópico) y cirugía combinada.

Abordaje abierto

Dentro de las técnicas abiertas tenemos la abdominoplastia convencional (asociada o no a liposucción) y la miniabdominoplastia. Dichas técnicas
tienen en común el cierre de los rectos abdominales
además de la extirpación de la piel sobrante en la
paciente.

La diferencia fundamental entre ellas es que en
la abdominoplastia se presenta una cicatriz en el
ombligo y otra horizontal, de cadera a cadera; en
cambio, la miniabdominoplastia no presenta cicatriz umbilical y, aunque la incisión horizontal es
amplia, la mayoría de las veces no alcanza ambas
caderas, de manera que la cicatriz no es tan visible.

Abordaje cerrado

En las técnicas cerradas tenemos la reparación endoscópica preaponeurótica (REPA), cuyo abordaje se realiza a través de tres pequeñas incisiones en la parte baja del abdomen (zona suprapúbica). A través de una cámara de vídeo y pinzas se realiza la sutura de los músculos rectos abdominales. Está indicada en pacientes sin exceso de piel. La REPA es una técnica novedosa que lleva practicándose seis años y con resultados muy satisfactorios.

Dentro de las técnicas cerradas está también la reparación laparoscópica de la diástasis. Esta requiere entrar en la cavidad abdominal e implica mayor destreza quirúrgica para su realización. Hoy en día está poco extendida por su dificultad técnica.

También encontramos la técnica eMILOS (endoscopic mini and less open sublay), que consiste en la colocación de una malla por debajo del músculo para reparar las hernias que pueden producirse en la pared abdominal junto con la diástasis abdominal; sin embargo, es una técnica compleja que requiere habilidad para su realización y actualmente está poco extendida entre los cirujanos de pared abdominal.

Cirugía combinada

La cirugía combinada o MILA (minimally invasive lipoabdominoplasty) es la combinación de técnicas de liposucción (Microaire, Vaser, etc.) asociadas a la cirugía endoscópica de reparación de la diástasis (REPA) y técnicas invasivas para la retracción cutánea (Renuvion, Bodytite, etc.). Está indicada en aquellas pacientes cuyo exceso de piel es moderado o que no desean someterse a un procedimiento abierto por la cicatriz que queda. Generalmente requiere la intervención de cirujanos generales y cirujanos plásticos en el mismo procedimiento quirúrgico.

5

COMIENZA LA TRANSFORMACIÓN

LAURA. CINCUENTA Y UN AÑOS. BUENOS AIRES, ARGENTINA

«Descubrí músculos que no sabía que tenía».

La verdad es que cuando comencé el reto no tenía ninguna expectativa, y debo admitir que los resultados me sorprendieron. Me llamó especialmente la atención que unas rutinas tan cortas pudieran ser más completas que las típicas de una hora, y me encantó descubrir músculos que no sabía que tenía.

Gabriela me ayudó a luchar contra mis excusas y a entender que no necesito mucho tiempo para entrenar.

Cuando terminé el reto, habían mejorado mi imagen y mi postura, habían desaparecido los dolores de espalda y lo mejor de todo es que ahora tengo ganas de entrenar.

MARÍA. CUARENTA Y CUATRO AÑOS. MÁLAGA, ESPAÑA

«No hay que rendirse».

Tengo una niña de tres años. Como la gran mayoría de nosotras, después de haber dado a luz seguía teniendo la barriga abultada y no entendía por qué. Investigando por mi cuenta descubrí que tenía una diástasis abdominal de unos tres o cuatro centímetros, así que me puse en manos de una fisioterapeuta de suelo pélvico. Estuve con ella un año y, aunque hubo mejoría, sentía que no era suficiente.

Seguí buscando la manera de mejorar la diástasis y encontré el reto de Gabriela. Lo hice hasta el final y noté un gran progreso. Llevo dos años con él y, a pesar de mi operación de espalda (artrodesis lumbar), empecé a añadirles más intensidad a los ejercicios. Con esto quiero decir que no hay que rendirse, ¡ni al año ni nunca!

JULIETA. CUARENTA AÑOS. ARGENTINA

«Noté muchísimos cambios, especialmente en la postura».

Tengo una nena de once años. Fue un embarazo de riesgo, con reposo absoluto desde la cuarta semana. Engordé mucho, ¡treinta kilos! Fue parto por cesárea y me recuperé bien. En cuanto pude empecé con caminatas de diez a quince manzanas y fui mejorando.

Recuperé mi peso a los seis meses, pero la barriga seguía siendo un horror. Estaba muy fofa. Nunca había hecho ejercicios específicos, y a las pocas semanas de empezar el Reto Diástasis noté muchísimos cambios, empezando por la postura.

PATRICIA. CUARENTA Y CUATRO AÑOS. MURCIA, ESPAÑA

«Actualmente hago pesas y *crossfit*».

Tuve dos embarazos que acabaron en cesárea, con una buena recuperación. Después del segundo embarazo noté que algo no iba bien. Me salía un bulto raro en la parte alta del ombligo. También empecé a tener malas digestiones. Investigando por mi cuenta descubrí que tenía diástasis.

El médico me dijo que la Seguridad Social no cubría la operación. Comencé un tratamiento con un fisioterapeuta, pero no noté grandes resultados. Encontré un grupo de Facebook llamado «Luchando contra la diástasis» y allí encontré a Gabriela. Ella me ayudó a conocer mi musculatura abdominal y me animó a mejorar mis hábitos alimentarios. Aprendí a respirar y a activar el transverso. Al principio me costó, pero en un par de semanas comencé a notar mejorías. El bulto iba quedándose dentro. Las digestiones y mi postura también fueron mejorando.

Perdí diez kilos y logré cerrar bastante la diástasis. Hoy por hoy, varios años después, sigo haciendo ejercicios del reto y respiraciones todos los días. Hago pesas y *crossfit*, y siempre estoy muy pendiente de mis sensaciones en el abdomen. Tengo un abdomen funcional gracias al reto y a todo lo que aprendí.

Descubrir a Gabriela fue una suerte enorme. Ella y su método me han dado salud, fuerza y una filosofía de vida diferente.

MIRIAM. CUARENTA Y DOS AÑOS. ESPAÑA

«Mi cuerpo se había desconectado».

Después de una valoración de suelo pélvico, al mes y medio de dar a luz, me detectaron diástasis abdominal.

Yo notaba que había algo distinto con respecto de mi primer embarazo. Además de la tripa inflada como de cinco meses, sentía que no tenía nada de fuerza en el abdomen. Me costaba un mundo hasta meter el carro del niño en el coche. Incluso me costaba mantener una buena higiene postural al sentarme o andar. Era como si mi cuerpo se hubiera desconectado. Mi *core* no funcionaba.

Llevo un año haciendo los ejercicios del reto y estoy muy contenta. Algo muy clave que nunca me habían dicho es la importancia de mantener la postura neutra.

JOSEFINA. CUARENTA Y UN AÑOS. ARGENTINA

«He logrado evitar la operación».

En 2014 tuve a mi primer hijo y me recuperé rápido; pero el desafío llegó en 2017, con mis gemelos. Hice rehabilitación en ambos pospartos, pero la segunda fue más difícil.

En 2020, una ecografía mostró que tenía una diástasis desde el esternón hasta el pubis, de cuatro centímetros, y la indicación era una cirugía. A los pocos días comenzó la pandemia y la idea de hacer todo lo posible para fortalecer el abdomen y escapar de la cirugía. Buscando información encontré a Gabriela y decidí darle una oportunidad. Comencé a notar mejoras de inmediato. Fue una gran compañía durante el confinamiento.

Hice el reto muchas veces y actualmente lo combino con otros entrenamientos. Sus explicaciones sobre postura y respiración siguen acom-

pañándome. He logrado tener un abdomen funcional, sin dolores, y lo mejor de todo fue que
conseguí evitar la operación.

Un abdomen fuerte puede, literalmente, cambiarte la vida. Y te prometo que no exagero. Cuando digo «abdomen» no solo me refiero al popular *six pack*, ya que este es solo uno de los tres músculos que lo componen. Los otros dos son los oblicuos (mayor y menor) y el transverso abdominal. Los tres juntos forman un gran equipo y reciben el nombre de «faja abdominal».

Aunque todavía muchas personas creen que el tratamiento para la diástasis consiste en fortalecer el recto abdominal (*six pack*) mediante los típicos ejercicios abdominales, lo cierto es que el protagonismo no recae sobre él.

El recto abdominal pertenece a la capa más superficial de los abdominales y se extiende desde el esternón hasta el pubis. Este es, precisamente, el músculo que tenemos «abierto» las personas con diástasis abdominal.

Hoy en día se sigue vendiendo la idea errónea de que haciendo muchos ejercicios abdominales se consigue eliminar la grasa de esa zona, y lo peor de todo es que esta idea se sigue comprando. Ese es uno de los tantos mitos que giran en torno al ejercicio físico, y debemos desterrarlo de una vez. La práctica indiscriminada de esos ejercicios abdominales, además de no actuar sobre la grasa, puede provocar diástasis abdominal o perjudicar su estado si ya la tienes.

También quiero que entiendas que «grasa abdominal» y «distensión abdominal» son dos cosas diferentes. La diástasis suele provocar distensión abdominal, y es uno de sus síntomas más habituales, pero en ningún caso provoca aumento de grasa abdominal. El aumento de la grasa abdominal está ocasionado por otros factores, como una alimentación inadecuada, sedentarismo, estrés o problemas hormonales.

Dicho esto, quiero que sepas que la distensión abdominal sí puede mejorarse de forma general fortaleciendo el transverso abdominal y mejorando los hábitos alimentarios. Me he dispersado un poco porque es importante que tengas claros esos temas, pero voy a continuar con los músculos de la faja abdominal.

En la segunda capa, en orden de profundidad, se encuentran los oblicuos mayor y menor y, en la capa más profunda, tenemos el transverso abdominal, que desempeña el papel protagonista en el tratamiento de la diástasis. Se trata de un músculo muy peculiar; es algo así como la oveja negra de la familia. Aunque en teoría es el más profundo de los músculos de los abdominales, resulta que en su parte baja, justo debajo del ombligo, es el más superficial de todos ¿No es una locura?

Otro dato curioso es que, a pesar de que se trata de un músculo esquelético, se comporta como un músculo liso, y aunque a simple vista te pueda parecer un dato irrelevante, te aseguro que es clave.

Los músculos esqueléticos son los que nos permiten movernos, como, por ejemplo, los bíceps, los cuádriceps o los glúteos. En cambio, los músculos lisos, que son tejidos que se encuentran en los órganos de la cavidad abdominal y pélvica, son involuntarios, es decir, que trabajan de forma independiente a nuestra conciencia. El hígado, por ejemplo, está compuesto por ese tipo de tejido.

Que el transverso abdominal, a pesar de ser un músculo esquelético, se comporte como un músculo liso nos dificulta la tarea de trabajarlo. No es como los demás, ya que cuando se contrae no genera ningún movimiento en nuestro cuerpo. Su contracción proviene de una acción refleja muy potente durante la tos, el estornudo, los vómitos, la defecación y los pujos del parto. Pero no podemos basar nuestro entrenamiento en ninguna de esas acciones. ¿Te imaginas qué espectáculo?

Si no existe ningún movimiento que puedas practicar para trabajarlo, quizá te estés preguntando cómo vas a fortalecerlo: existe una manera muy efectiva de contraerlo de forma voluntaria y es apretándolo mediante respiraciones conscientes.

Que el tratamiento para la diástasis abdominal recaiga precisamente en la «oveja negra» de todos los músculos creo que es una de las razones por las que a su alrededor deambulan tantas contradicciones y desconocimiento.

El origen del Reto Diástasis

El Reto Diástasis nació, como la mayoría de los inventos, por casualidad y se convirtió en una gran invención en el preciso instante en que ayudó a la primera persona a mejorar su calidad de vida.

Todo empezó en el año 2018, cuando la creadora del grupo de Facebook «Luchando contra la diástasis» me invitó a participar en aquella comunidad que actualmente cuenta con unas doce mil mujeres. Siempre que podía intervenía y resolvía dudas relacionadas con la actividad física. Un día vi que una de las chicas «retaba» a las demás a hacer ejercicio durante una semana. No especificaba el tipo de entrenamiento ni la forma de organizarlo. Solo «lanzó» la idea.

¡A mí me pareció tan genial que hasta sentí un escalofrío en todo el cuerpo! Así que respondí más rápido de lo que tardo en dar *like* a cualquier publicación de Brad Pitt con estas palabras: «Yo me comprometo a diseñarles el programa de entrenamiento con la condición de que el reto dure nueve semanas en vez de una».

Estaba incrementando la duración de la idea original un 900 por ciento. ¡No soy nada mala negociando! Ellas aceptaron encantadas y juntas dimos vida al Reto Diástasis Abdominal.

Durante esas semanas, «mis chicas» por fin les plantaron cara a sus problemas de salud y a su deteriorada autoestima, y para mí fue muy conmovedor sentirme parte de algo tan grande.

Sin duda, lo ideal sería trabajar de forma presencial y personalizada con un profesional especializado en diástasis, pero por desgracia muchas personas no pueden permitirse esta opción y todas merecemos recuperar nuestro bienestar.

El reto es mucho más que un programa de entrenamiento, ya que aprenderás las claves para reconocer si un ejercicio de verdad te está beneficiando o no. ¡Y eso es crucial! También te ayudará a detectar en cada momento si tu postura es la adecuada, ¡incluso sin tener un espejo delante! Podrás interpretar las señales que envía tu cuerpo y crearás una conciencia corporal maravillosa. Te olvidarás del «este ejercicio no es para mí», ya que serás capaz de introducir los ajustes necesarios para acabar con las limitaciones. Dominar esa habilidad ampliará tu abanico de posibilidades hasta el infinito y desterrará para siempre las actividades prohibidas de tu vida. Tener diástasis abdominal ya es suficiente engorro como para encima añadirle más frustraciones, ¿no te parece?

La mayoría de las mujeres con diástasis abdominal tienen miedo de realizar actividad física. La industria del *fitness* nos ha hecho creer que lo único que podemos y debemos hacer son hipopresivos; no es de extrañar, entonces, que cualquier ejercicio que se aleje de esos hipopresivos les cause verdadero pavor.

Con mucha frecuencia me preguntan si es bueno hacer *spinning*, *crossfit*, zumba o natación; pero la respuesta es más compleja que un simple sí o no. En primer lugar, tienes que diferenciar entre lo que puedes hacer y lo que necesitas hacer. Después de un parto, y aún más si presentas diástasis abdominal, ¿crees que tu cuerpo necesita hacer *spinning*, *crossfit* o zumba?

Durante nueve meses experimentaste muchos cambios. La pelvis se ensanchó, aumentó el tamaño del útero, se distendió el abdomen y cambió la postura. Tu cuerpo no necesita que te pongas a pedalear como una loca o a lanzar balones contra una pared; lo que precisa es fortalecerse de dentro hacia fuera, como las capas de una cebolla. Es muy importante que respetes cada etapa. Empezar la casa por el tejado nunca fue una buena idea, y menos ahora.

Los cimientos de nuestro cuerpo son los músculos del *core*, y especialmente los que componen nuestra faja abdominal. Sé que tienes muchas ganas de recuperar tu peso, endurecer los músculos y liberar tensiones. Pero, si respetas ese proceso, construirás un cuerpo tan fuerte y eficiente que podrás hacer lo que quieras con él.

Lamentablemente, el grado de desconocimiento sobre la diástasis abdominal aún es alto. La falta de información nos vulnera y nos hace más propensas a ser objeto de engaños; pero, como dijo Francis Bacon, «el conocimiento es poder». Yo también estaba obsesionada buscando el antídoto mágico y la cura definitiva de mi diástasis. Los milagros no existen, pero sí un conjunto de músculos deseosos de ser fortalecidos para recuperar su tono y funcionalidad.

Los pilares del Reto Diástasis

El Reto Diástasis se sustenta sobre tres pilares fundamentales que le confieren un gran poder:

activación, respiración y postura. Estos pilares comparten algo muy valioso, ya que los tres actúan, cada uno a su manera, sobre el transverso abdominal convirtiéndolo en el protagonista indiscutido del Reto Diástasis.

Recuerdo a la perfección el día en el que, después de hablar largo y tendido con un compañero de trabajo fisioterapeuta, entendí que, aunque la diástasis se produce en el recto abdominal, el tratamiento se centra en el músculo de abajo.

Al principio me costó aceptar que para rehabilitar un músculo debía fortalecer otro; me parecía tan absurdo como abrigarse cuando una tiene hambre o cortarse las uñas cuando está cansada. El razonamiento lógico sería pensar que, si el problema está en el recto abdominal, la solución también estará allí. Y supongo que esa es la razón por la que muchas personas hacen abdominales tradicionales.

La diástasis es algo así como tener las ventanas de nuestra casa abiertas de par en par. Los vecinos y transeúntes pueden ver, desde fuera, todo el interior, e incluso adueñarse de nuestros objetos personales.

Se trata de una circunstancia desagradable y a veces peligrosa. La ventana, que representa el recto abdominal, está rota y ya no puede cerrarse. Esta situación deja nuestros muebles y objetos personales (órganos internos y columna) completamente desprotegidos. Ante este panorama hay dos opciones: llamar al carpintero (cirujano) o colocar una persiana.

El transverso abdominal, cuando es fuerte y eficiente, actúa como una gran persiana y logra aislar y proteger el interior de la casa. Y, aunque la ventana sigue abierta, se consigue recuperar la intimidad y seguridad del hogar.

Espero no aburrirte con tantos ejemplos, pero a veces es la mejor manera de entender algunas cuestiones técnicas.

Activación

Ahora que ya sabes que tienes un músculo muy importante llamado «transverso abdominal», voy a ayudarte a activarlo.

Quizá el ejemplo más popular sea el de «meter el ombligo hacia dentro» o «acercar el ombligo a la columna». Este ejemplo nos servirá como una primera toma de contacto, pero deja fuera un aspecto muy importante: el transverso abarca mucho más que la zona del ombligo.

Vamos a otro ejemplo. Túmbate bocarriba, flexiona las rodillas y separa los pies hasta el ancho de la cadera. Coloca las manos encima del abdomen, más concretamente en la zona de la pelvis (entre el ombligo y el pubis). Ahora tose. Tose fuerte. ¿¡Lo has notado!? ¡Has activado el transverso!

A continuación, deja una mano en la pelvis y coloca la otra encima del ombligo. Tose y observa qué ocurre en el abdomen. ¿Sale hacia fuera? ¿Se queda en su sitio? Lo correcto sería que el abdomen no saliese, sino que se quedara en su sitio, o incluso que se hundiera en el momento de la tos.

Por último, tose imaginando que llevas muchas horas sin ir al baño; eso hará que te sientas obligada a integrar los músculos del suelo pélvico para evitar escapes indeseados. ¡Ojo! No quiero que ahora pases todo el día tosiendo. Estos son solo algunos ejemplos que te ayudarán a localizarlo y activarlo.

Vamos a otro más, aunque estoy segura de que ya lo has entendido. A partir de hoy, todos los esfuerzos los harás de abajo arriba, imaginando que subes una cremallera que va desde el pubis hasta el ombligo. A medida que esa cremallera va subiendo, ajusta y comprime todo lo que encuentra a su paso.

El transverso abdominal es como el embrague de un coche; si conduces, sabrás que no podemos, o no debemos, cambiar de marcha sin antes pisarlo. Con nuestro cuerpo ocurre lo mismo: no podemos, o no debemos, hacer ningún esfuerzo sin activar previamente el transverso abdominal.

Respiración

La respiración es un proceso natural del ser humano. Lo hacemos todo el tiempo sin necesidad de estar pendientes de ello, ¡qué alivio! Además de ser un mecanismo esencial para la vida, la respiración es una poderosa herramienta con un impacto positivo en nuestra salud física y mental

Una respiración profunda nos ayuda a relajarnos y a liberar tensiones. Provoca una conexión entre el cuerpo y la mente y es esencial para la concentración. «La respiración se parece a una ducha interior que limpia el cuerpo, guía la mente y rejuvenece el espíritu. Favorece el movimiento natural y constituye el primer paso para educar el sistema neuromuscular». Pero también es una herramienta muy poderosa a la hora de fortalecer el transverso abdominal, puesto que es la única manera de contraerlo de forma consciente.

Como ya te comenté, una de las funciones del transverso abdominal es participar activamente en la exhalación, así que aprovecharemos cada una de esas exhalaciones para provocar una fantástica contracción. Cuando sueltes el aire por la boca, imaginarás que soplas una vela, pero no quieres apagarla, tu cuerpo se alargará y sentirás que «creces». La frase «mucho ruido y pocas nueces» cobra especial importancia en nuestras respiraciones. No tienes que hacer ruido cuando lo hagas. Nadie, excepto tú, tiene que notarlo. Muchas personas cometen el error de hacer las respiraciones tan forzadas y exageradas que incluso llegan a marearse.

Las respiraciones que te pediré en el Reto Diástasis serán intencionadas, y eso significa que tendrás que aprender a realizarlas. Necesitarás paciencia, pero recuerda que es la única forma de acceder al transverso abdominal. Cuando inspires por la nariz, deberás sentir que las costillas se expanden, el pecho se eleva y el abdomen se mantiene plano.

Postura

La postura es tan importante que merece un libro aparte. Una buena postura, además de influir en la imagen que proyectamos a los demás, influye de manera positiva en nuestra salud y logra incluso eliminar muchos dolores de espalda. ¡Pero hay más! Cada vez que mantienes una buena postura tu transverso abdominal se activa.

¿Cómo es la postura correcta?

La postura correcta es la que respeta las curvaturas naturales de la columna y recibe el nombre de «posición neutral». Quiero que lo recuerdes siempre. «Posición neutral», «postura correcta» y «alineación» significan lo mismo.

Posición neutral de pie

Tu postura será óptima si las orejas, los hombros, la cadera y los tobillos dibujan una línea recta. La mirada se dirige al frente y el transverso se encuentra activado. Si te apoyas contra una pared, notarás un hueco en dos zonas: cervical y lumbar.

Posición neutral acostada

Cuando estés acostada bocarriba, tu postura será óptima si sigues conservando las curvaturas naturales de la columna. Voy a darte un truco que te ayudará a saber si, en efecto, estás en posición neutral, porque tener un «hueco» entre las lumbares y el suelo no es una garantía de estarlo.

Estarás en posición neutral si la pelvis (el triángulo conformado por el hueso del pubis y los dos huesos de la cadera) se encuentra paralela al techo. Si colocas una pelota de pimpón encima de la pelvis, esa pelota debería mantenerse absolutamente quieta y centrada. Si la pelota se cae hacia el pubis, significa que estás con la pelvis en anteversión, y, si se cae hacia el ombligo, tienes la pelvis en retroversión.

Muchas personas sienten pavor de realizar cualquier ejercicio con las lumbares «despegadas» del suelo. Durante años, incluso en la actualidad, hay profesores que siguen exigiendo a sus alumnos que apoyen toda la espalda contra el suelo para «proteger las lumbares». ¿Protegerlas de qué?

Lo que de verdad va a proteger tus lumbares es un transverso abdominal fuerte y, como acabas de ver, se trata de un músculo postural. ¿Cómo crees que se sentirá si lo obligas a estar en una posición antinatural?

Las personas que apoyan toda la espalda contra el suelo están forzando el transverso abdominal. Estas personas se sienten protegidas porque «tiran» de músculos superficiales que sí conocen y controlan, pero hacer ejercicios con toda la espalda pegada al suelo (posición de apoyo o *imprit*) inutilizan el transverso abdominal ¡y eso es lo último que queremos!

Si tú también te has pasado la vida con las lumbares en el suelo, es probable que cuando inicies el Reto Diástasis te sientas rara e incluso vulnerable; no te preocupes, es absolutamente normal y lo superaremos juntas. Te aseguro que muy pronto dominarás el arte de la posición neutral y estarás tan feliz de sentir el transverso que no habrá vuelta atrás.

En cada ejercicio del reto te pediré que tengas

los «hombros contentos», y voy a explicarte a qué me refiero con eso: cuando adoptamos la típica postura de cansancio o timidez, los hombros se cierran hacia delante, encogiéndose y sintiéndose muy tristes. En cambio, cuando tu postura es buena los hombros se abren, se alejan de las orejas y dibujan una gran sonrisa. Así que, a partir de ahora, cada vez que leas «hombros contentos» ya sabes lo que tienes que hacer.

6

RETO DIÁSTASIS ABDOMINAL

MÓNICA. CUARENTA Y SEIS AÑOS.
MÉXICO

«Sin duda, el reto me ayudó muchísimo».

Soy mamá de tres mujeres. Tuve a mi primera hija por parto natural a los veintiocho años; a las otras dos por cesárea. Quedé con una diástasis bastante grande después del último embarazo, y conforme pasaba el tiempo las consecuencias iban empeorando.

Después de varios años investigando sobre la diástasis y cómo mejorarla sin tener que recurrir a la cirugía, encontré a Gabriela Grande y su reto. Era perfecto para mí porque las rutinas son cortas y con tres hijas no disponía de mucho tiempo.

En cuanto empecé a ver los resultados mi autoestima creció de forma automática. Sin duda, me ayudó muchísimo y estoy muy agradecida.

PAULA. CUARENTA Y TRES AÑOS.

ARGENTINA

«Unos pocos minutos que te cambian la vida».

Tuve dos embarazos que acabaron en cesárea. Después del segundo, hace dos años, comencé a tener el abdomen inflamado continuamente a pesar de comer saludable. No sabía lo que era la diástasis hasta que conocí a Gabriela.

Después de hacer su reto noté diferencia en el abdomen. También mejoré la flexibilidad y los dolores de espalda disminuyeron.

El reto es ideal para las que tenemos poco tiempo. Son unos pocos minutos que te cambian la vida. Sigo haciéndolo y estoy feliz.

BARDI. CUARENTA Y SIETE AÑOS.

BUENOS AIRES, ARGENTINA

«Mejoró muchísimo mi distensión abdominal».

Tuve tres partos normales. No sabía que tenía diástasis hasta que conocí a Gabriela. Empecé a hacer el reto durante la pandemia, en la cuarentena eterna que tuvimos en Argentina, y una vez que empecé ya no pude volver a entrenar de otra manera.

Mejoró muchísimo mi distensión abdominal. Amo que sean entrenamientos cortitos y tan eficaces...

VICTORIA. TREINTA Y OCHO AÑOS.

ARGENTINA

«Me veo y me siento mucho mejor».

Mis embarazos no son fáciles porque tengo hiperemesis gravídica, que es la presencia de náuseas y vómitos. Pierdo mucho peso y estoy muy débil.

En el tercer mes empecé a notar como se iban separando los abdominales, y me salió una hernia umbilical. En cuanto nació mi bebé recuperé mi peso, pero la tripa seguía igual que durante el embarazo. Con mi segundo hijo la barriga quedó peor aún.

Hice el Reto Diástasis y el cambio fue increíble. La distensión abdominal mejoró muchísimo y los dolores de espalda disminuyeron. Me veo y me siento mucho mejor.

FLORENCIA. CUARENTA Y CINCO AÑOS.
MENDOZA, ARGENTINA

«Aprendí que mi bienestar depende de mí».

Después de mi segundo embarazo mi abdomen nunca volvió a ser el de antes. Pensé que se debía a mi edad y que no tenía que preocuparme por una cuestión estética. También creía que, con un poco de gimnasia, buena alimentación y algún tratamiento estético se solucionaría.

Mis dolores de espalda, que comenzaron con el primer embarazo, se intensificaron. Desde ahí peregriné por traumatólogos, osteópatas y masajistas. Y con una resonancia magnética descubrieron una protrusión lumbar. Ni mi obstetra ni los traumatólogos ni los profesores de educación física a los que recurrí en esos años, mencionaron jamás la palabra «diástasis». Nunca nadie asoció mis dolores o la forma de mi abdomen a esa condición. Trataron mi cuerpo como piezas aisladas, donde cada dolencia se trata por separado.

Conocí a Gabriela y me sometí al test casero para medir la diástasis. Me impresioné al sentir que dos dedos entraban cómodamente entre la separación de mi abdomen. Confirmé esta revelación en la ecografía abdominal que yo misma solicité que me hicieran en mi siguiente control ginecológico. Desde ese momento, Gabriela ha sido una inspiración para mí. Creo que ella no es consciente del alcance que puede tener su trabajo y su mensaje en lugares remotos y con mujeres anónimas. Con ella aprendí que mi bienestar dependía de mí.

Primero debía conocer mi anatomía y dejar de lado los entrenamientos tradicionales que solo empeoraban mi situación. Hice el reto con una constancia inusual y rápidamente noté los resultados tanto en lo estético como en lo postural y anímico. Hoy puedo decir que gracias al reto cambié mi mirada hacia el entrenamiento. Soy más perseverante y disfruto alcanzando objetivos realistas.

Los dolores casi desaparecieron y tengo el cuerpo amorosamente cuidado desde el respeto y la conciencia.

TERE. TREINTA Y NUEVE AÑOS. EL SALVADOR

«Todo lo que aprendí lo aplico a mi día a día».

Descubrí que tenía diástasis en el posparto de mi segundo hijo, pero llevo con ella desde que tuve a mi primera hija. Me llamaba la atención que, cuando hacía ejercicio, me salía una montañita en el abdomen; comencé a investigar y así lo descubrí.

Buscando información encontré el grupo de Facebook «Luchando contra la diástasis» y conocí a Gabriela, que para mí es la mayor experta en el tema. Me hice el autoexamen y me di cuenta de que tenía dos dedos y medio de separación. Al principio me sentí muy decepcionada de que me estuviera pasando algo así, pero el Reto Diástasis me dio esperanza.

Cuando comencé, no me resultaba nada fácil el asunto de la respiración y la postura porque nunca antes había puesto atención a esas cosas; pero el reto está diseñado para ir paso a paso desde lo más básico y te va llevando poco a poco. Fui muy disciplinada y los cambios se fueron notando. Cuando terminé el reto, lo hice de nuevo. La diástasis se cerró un dedo y así me he mantenido. Todo lo que aprendí lo aplico a mi día a día.

Ahora soy consciente de la importancia de activar el transverso y de que, aunque hay ejercicios que no voy a poder hacer, hay formas de sustituirlos. Siempre estoy pendiente de las publicaciones de Gabriela, y la considero un gran referente en este tema.

YAMILLE. CUARENTA Y SEIS AÑOS. ARGENTINA

**«Era una manera totalmente diferente
de entrenar».**

Tengo un hijo de trece años y otro de nueve. En el año 2020 conocí a Gabriela y por ella escuché hablar por primera vez de la diástasis abdominal. Leía con atención todas sus publicaciones, miraba sus vídeos e iba aprendiendo cada vez más de la diástasis, pero en absoluto me daba por aludida.

Aunque notaba que después del primer embarazo mi abdomen había quedado distinto, pensaba que era consecuencia inexorable del proceso; tampoco se me ocurría hacer los ejercicios porque era una manera muy distinta de entrenar de la que hacía años estaba acostumbrada.

En enero de 2022 empecé a plantearme por qué si llevaba una buena alimentación y hacia ejercicio mi abdomen no mejoraba, así que decidí hacer el test sencillo que Gaby había publicado para conocer si tienes diástasis. Aunque tenía un hueco entre los rectos, no me lo creía, así que le pedí a mi marido que hiciera la prueba; al ver la diferencia entre su abdomen y el mío lo confirmé.

Por suerte, ella ya estaba en mi vida y enseguida supe qué hacer. Sin dudarlo, comencé el reto el 17 de enero de 2022. Fue un gran desafío y aprendizaje, ya que era una manera totalmente diferente de entrenar. Mi gran sorpresa fueron los cambios que empecé a percibir. Primero sentí más los internos, conectar mente, cuerpo y respiración fue muy movilizante; más tarde comencé a notar los externos. El bienestar era tan grande que se generó una rueda que me inspiró a seguir.

Hoy hace un año y tres meses que hago el reto religiosamente todos los días; me siento con energía, fuerte, flexible y muy feliz. Es una rutina que con cada avance te desafía y te motiva a más, y se adapta perfectamente a las múltiples tareas que hacemos las madres de niños pequeños que además trabajamos.

No me alcanzan las palabras para agradecerle a Gabriela esta maravillosa creación, por su profesionalidad, por estar siempre acompañando, sosteniendo cuando a veces sentimos que no podemos y respondiendo todas nuestras dudas con tanta disposición y amor.

Ha llegado el momento de pasar a la acción y poner en práctica toda la información que has adquirido hasta ahora.

Estás a punto de iniciar un proceso de superación y autoconocimiento excepcional, así que espero que te sientas tan feliz como yo. En este proceso fortalecerás los músculos del *core*, pero también tomarás las riendas de tu salud y bienestar.

DESAPRENDER PARA APRENDER

Antes de comenzar quiero pedirte que cambies el chip y adoptes mentalidad de principiante. Tendrás que desaprender lo viejo y dejar atrás algunos hábitos y creencias que te han acompañado hasta hoy.

Quiero que experimentes cada ejercicio como si fuera la primera vez. Si en algún momento sientes la tentación de comparar estas actividades con cualquier otra, recuerda que el Reto Diástasis es poderoso, no por las prácticas en sí, sino por la forma de llevarlas a cabo.

Al acabar el programa tu *core* será más fuerte. Pero hay más. Tendrás la capacidad de aplicar lo aprendido a cualquier otro ejercicio y, lo más importante, a las actividades de la vida cotidiana. Podrás, por ejemplo, cargar con las bolsas de la compra sin hacerte daño en la espalda, o mantener una buena postura mientras trabajas. ¿No es fantástico?

Los miedos y las limitaciones quedarán en el olvido.

Ya no tendrás que preocuparte por los ejercicios prohibidos porque serás capaz de reconocerlos y podrás hacerles los ajustes necesarios para convertirlos en aptos.

El Reto Diástasis no es, ni busca ser, un entrenamiento convencional. Trabajarás a un nivel mucho más profundo y conectarás con un músculo que probablemente nunca hayas trabajado. Por eso es crucial que hagas los ejercicios en un momento del día en el que estés tranquila y no tengas interrupciones. Sé que es mucho pedir, pero ¡lo mereces! Dedícate tiempo de calidad: apaga el teléfono, cierra la puerta y conecta contigo misma.

Evita usar música con letra porque puedes caer en la tentación de centrarte más en la canción que en tu cuerpo. Quizá estés pensando que todo esto suena aburrido, pero la diversión llegará cuando descubras que te ha cambiado la vida.

Recuerda que el transverso abdominal es el músculo más profundo de los abdominales y solo podrás acceder a él si se lo permites a tu mente.

¿*NO PAIN, NO GAIN*?

Hemos crecido convencidos de que los entrenamientos deben doler para ser efectivos. Quizá esto funcione en determinadas disciplinas, pero desde luego no es aplicable al Reto Diástasis. Llegar a la extenuación será contraproducente porque tu técnica caerá en picado y la calidad siempre debe primar sobre la cantidad. El éxito de la sesión no se medirá en función de la típica fatiga muscular, sino por haber sido capaces de aplicar los tres pilares del reto en cada ejercicio.

MÁS RECOMENDACIONES

Evita hacer los ejercicios con el estómago lleno, ya que te sentirás incómoda y te resultará más difícil conectar con el transverso abdominal. Espera al menos una hora después de una comida principal. También puedes hacer los ejercicios en ayunas si lo deseas.

La ventaja de entrenar a primera hora de la mañana es que comenzarás el día llena de energía y con la satisfacción de haber hecho algo valioso para ti. Pero recuerda: el momento ideal será aquel que te permita estar plenamente enfocada en ti.

Debes hacer los ejercicios del reto solo una vez al día; pero, si te apetece repetirlos dos o tres veces más, puedes hacerlo. Solo te pido que evites saturarte porque, al igual que en las carreras de fondo, te espera un largo recorrido.

Asegúrate de terminar cada sesión sintiéndote satisfecha y con ganas de más.

No cuentes repeticiones. Cada ejercicio se repite durante un minuto y es muy importante que te olvides de contar repeticiones. Cuando trabajamos con repeticiones estamos más pendientes de contar que del transverso, la respiración y la postura. Hay muchas aplicaciones gratuitas para teléfonos móviles que te permitirán controlar ese minuto de trabajo. Yo utilizo una que se llama «Tabata Timer».

Estructura del Reto Diástasis

La duración del Reto Diástasis es de nueve semanas y está dividido en tres fases de tres semanas cada una.

Fase 1

Comenzarás con la fase 1, que contiene una rutina de catorce minutos distribuidos en diez ejercicios. Deberás hacer dicha rutina todos los días durante tres semanas.

Aunque son ejercicios inofensivos, revolucionarán tu cuerpo y tu mente. Cuando hayas terminado la fase 1, estarás preparada para pasar al siguiente nivel.

Fase 2

La fase 2 contiene una rutina de doce minutos distribuidos en ocho ejercicios que deberás realizar todos los días durante tres semanas. Los ejercicios serán más exigentes y añadirán inestabilidad y dificultad al entrenamiento.

Si notas que aún no estás preparada para la fase 2, no te preocupes: regresa a la fase 1 y repítela de nuevo. ¡Las prisas no son buenas! Y mucho menos cuando se trata de algo tan importante como nuestra salud.

Fase 3

En la recta final del Reto Diástasis se encuentra la fase 3, que contiene una rutina de once minutos distribuidos en ocho ejercicios.

Al tratarse de la última parte del reto, la dificultad será aún mayor. Pero recuerda: siempre puedes regresar a la fase anterior hasta que te sientas completamente segura de poder seguir avanzando.

Objetivo del Reto Diástasis

El objetivo del Reto Diástasis es ayudarte a fortalecer los músculos del *core* y, especialmente, el transverso abdominal. Para ello deberás hacer cada uno de los ejercicios con el transverso abdominal activo, empleando respiraciones conscientes y respetando la posición neutral de la columna.

Repasemos los conceptos clave

- El transverso abdominal siempre estará activo, pero aún más durante la exhalación.
- Tomarás aire por la nariz elevando el pecho, expandiendo las costillas y manteniendo el abdomen plano.
- Soltarás el aire por la boca imaginando que soplas una vela, pero sin intención de apagarla, y activarás plenamente el transverso abdominal.
- Pondrás la mente al servicio del cuerpo.

- Tus respiraciones serán silenciosas y controladas, y serán ellas las que regulen la velocidad de los ejercicios.
- La columna siempre debe estar en posición neutral.
- Cuando la cabeza, los hombros y la pelvis estén ubicados de la manera correcta, estarás en posición neutral.

Ahora sí, ya estás preparada para transformar tu abdomen y tu salud.

RETO DIÁSTASIS ABDOMINAL FASE 1

Bienvenida a la fase 1 del Reto Diástasis. A continuación, voy a presentarte y explicarte los diez ejercicios de los que se compone. Antes de ejecutarlos, lee atentamente la descripción y explicación. Y recuerda que lo más importante no es lo que haces, sino cómo lo haces.

EJERCICIO 1

Comenzamos el Reto Diástasis con un ejercicio de respiración.

Técnica

Túmbate bocarriba, flexiona las piernas y apoya los pies en el suelo separándolos hasta el ancho de la cadera. Coloca la columna en posición neutral, es decir, respetando sus curvaturas naturales.

Estarás en posición neutral si

Tienes la cabeza apoyada en el hueso occipital (la nuca).

- La mirada se dirige al techo. Los hombros dibujan una sonrisa.

- Hay un pequeño hueco entre las lumbares y el suelo.
- Los tres puntos de la pelvis están alineados.
- Mantienes activo el transverso.

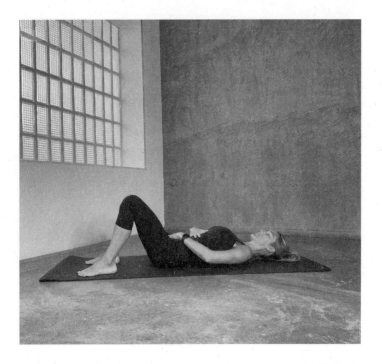

Ejecución

Coloca una mano encima del ombligo y la otra encima de la pelvis, entre el ombligo y el pubis.

Toma aire suavemente por la nariz y siente cómo el

pecho se eleva y las costillas se expanden. Suelta el aire despacio por la boca activando el transverso abdominal.

Imagina que llevas un año resfriada y por fin te libras de la mucosidad nasal. Quiero que saborees ese oxígeno que va entrando poco a poco y te llena los pulmones. Cuando inspires, el abdomen debe permanecer plano. Puedes hacer este ejercicio poniéndote un libro encima del ombligo y asegurándote de que permanece inmóvil.

Tus respiraciones deben ser silenciosas. Exhala imaginando que quieres empañar un cristal sin que nadie lo sepa, o soplar una vela, pero sin apagar la llama. Evita hacer «trompita» con los labios. Puedes, sencillamente, dejar la boca ligeramente abierta mientras expulsas el aire. El cuello debe permanecer relajado y los hombros lejos de las orejas.

Recuerda que solo con respiraciones conscientes y profundas ya estás fortaleciendo el transverso abdominal.

Errores comunes

- Hacer ruido con la nariz al inspirar. Soltar el aire como si fueras un huracán.
- Encoger los hombros durante la inspiración. Inspirar inflando el abdomen como si se tratara de un globo. Respirar demasiado rápido.

Duración: 1 minuto

EJERCICIO 2
●●

Voy a incorporar un elemento más a esas respiraciones conscientes y profundas. El movimiento de brazos que vas a ejecutar a continuación añadirá un poco de inestabilidad al ejercicio. Poco a poco irás perfeccionando la habilidad de dominar los tres pilares del Reto Diástasis en diferentes situaciones.

Hacer respiraciones conscientes, activar el transverso y controlar la posición neutral manteniéndonos como estatuas es relativamente sencillo, pero el desa-

fío consiste en lograrlo cuando hay unos brazos o piernas complicándonos la existencia.

Técnica

Continúa en la misma posición: tumbada bocarriba,
con las piernas flexionadas, los pies apoyados en el
suelo y separados hasta el ancho de la cadera.

Coloca los brazos a los costados del cuerpo, con las
palmas mirando hacia dentro.

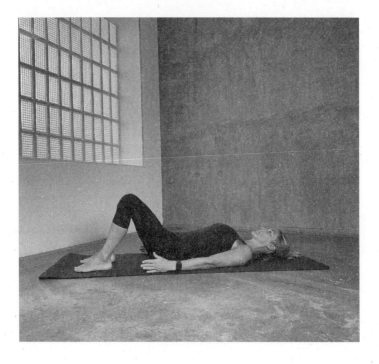

Estarás en posición neutral si

Tienes la cabeza apoyada en el hueso occipital (la nuca). La mirada se dirige al techo. Los hombros dibujan una sonrisa. Los tres puntos de la pelvis están alineados. Mantienes activo el transverso.

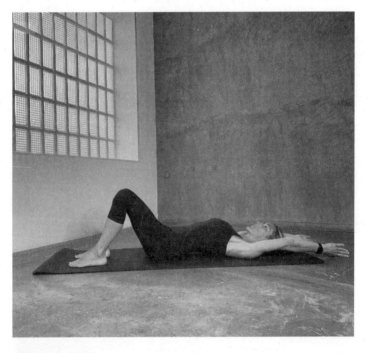

Ejecución

Toma aire suavemente por la nariz y siente cómo el pecho se eleva y las costillas se expanden, y al soltarlo por la boca levanta los brazos y llévalos justo al lado opuesto. Una vez allí, vuelve a tomar aire por la nariz y, al soltarlo por la boca, devuelve los brazos a la posición inicial. Imagina que estás dibujando un gran arcoíris con la yema de los dedos.

Evidentemente, desplazar los brazos 180° no va a fortalecer el transverso abdominal; lo hará la activación que provoques en el transverso abdominal. A medida que los brazos comienzan a alejarse de la posición inicial, va a ocurrir algo muy interesante: el huequito de las lumbares querrá hacerse más grande. Si eso ocurre, significará que has perdido la posición neutral de la columna. ¡Ojo! El huequito no debe hacerse más grande, pero tampoco más pequeño. Si tuvieras una pelota de pimpón encima de la pelvis, debería mantenerse inmóvil durante todo el ejercicio, y solo lo hará si la pelvis conserva la posición neutral.

Realizar este ejercicio sin aplicar los tres pilares que te enseñé, y pensando en la lista del supermercado, será un mero movimiento de hombros. ¡Y no queremos eso! Concéntrate, aplica los tres pilares y conviértelo en una revolución.

Errores comunes

- Perder la posición neutral de la pelvis cuando los brazos comienzan a levantarse. Encoger los hombros cuando los brazos están atrás.
- Olvidarse de activar el transverso. Respirar de forma forzada.

Duración: 1 minuto

EJERCICIO 3

Vamos a complicarlo un poco más. Sé que lo estás deseando. Ahora serán las piernas las que te pondrán a prueba.

Técnica

Túmbate bocarriba, mantén la pierna derecha flexionada y extiende la izquierda. La razón por la que tengo los brazos levantados es porque me permite mostrarte mejor la postura, pero tú puedes dejarlos apoyados en el suelo siempre y cuando te asegures de mantenerlos relajados.

Solo por haber extendido una pierna has incrementado la inestabilidad del cuerpo.

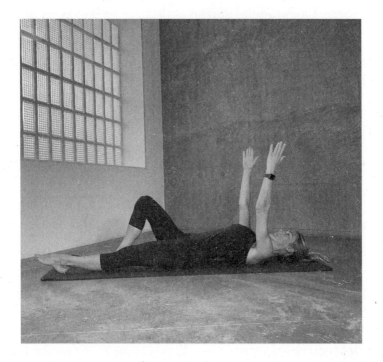

La pelvis estará tentada de volcar el cuerpo hacia la izquierda, ¿y sabes quién se lo va a impedir? Sin duda, el transverso abdominal.

Coloca la columna en posición neutral, es decir, respetando sus curvaturas naturales.

Estarás en posición neutral si

Tienes la cabeza apoyada en el hueso occipital (la nuca). La mirada se dirige al techo. Los hombros dibujan una sonrisa. Hay un pequeño hueco entre las lumbares y el suelo. Los tres puntos de la pelvis están alineados a pesar de que una pierna está estirada. Mantienes activo el transverso.

Ejecución

Toma aire por la nariz y, al soltarlo por la boca, levanta la pierna izquierda solo dos centímetros. Toma aire de nuevo por la nariz y haz bajar la pierna al suelo.

Imagina en todo momento que tienes una pelota de pimpón encima de la pelvis. Esa pelota no debe caerse hacia la izquierda ni hacia el ombligo ni hacia el pubis. Si consigues mantener la columna en posición neutral, la pelvis estará completamente nivelada y la pelota de pimpón permanecerá inmóvil.

Aunque parezca increíble, tu transverso abdominal trabajará de forma activa y eficiente solo para controlar la posición neutral durante el ejercicio. No sentirás dolor o agotamiento muscular en el abdomen (quizá un

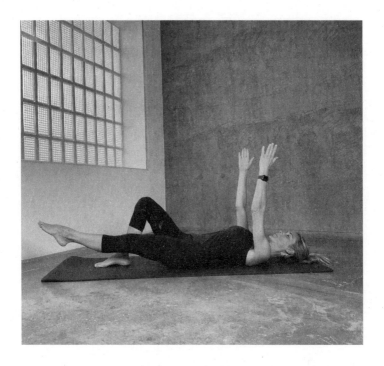

poco en los cuádriceps). Recuerda que estamos trabajando un músculo profundo, y las sensaciones que tendrás serán diferentes de las que obtienes con un entrenamiento convencional.

Errores comunes

- Perder la alineación de la pelvis. Este es, sin duda, el
  error más habitual.

- La efectividad del ejercicio depende de la capacidad que tengas para mantener la pelvis en posición neutral.

- Cuando estés moviendo la pierna izquierda, la pelvis querrá volcar el cuerpo hacia la izquierda. Por el contrario, cuando muevas la pierna derecha, la pelvis querrá inclinarse hacia ese lado.

- Otro error muy común es subir demasiado la pierna. Si haces eso, perderás automáticamente la posición neutral de la columna porque la pelvis se verá obligada a ejecutar una anteversión, y terminarás pegando toda la espalda contra el suelo.

Duración: 1 minuto con cada pierna

EJERCICIO 4
••

Los glúteos serán ahora los responsables de añadir movimiento e inestabilidad al ejercicio. Es probable que alguna vez hayas visto o incluso hecho este ejercicio. Es bastante popular y muy efectivo para los glúteos.

Se llama «puente sobre los hombros» y es un clásico en las clases de pilates.

Técnica

Continúa tumbada bocarriba con las dos piernas flexionadas, los pies apoyados en el suelo y separados hasta el ancho de la cadera.

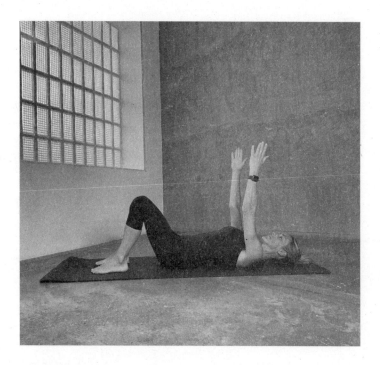

Estarás en posición neutral si

La cabeza está apoyada en el hueso occipital (la nuca). La mirada se dirige al techo.

Los hombros dibujan una sonrisa. Los tres puntos de la pelvis están alineados a pesar de tener los glúteos levantados. Mantienes activo el transverso.

Ejecución

Toma aire por la nariz y, al soltarlo por la boca, levanta los glúteos hasta dibujar una diagonal entre el tronco y las piernas. Toma aire de nuevo mientras devuelves los glúteos a la posición inicial (al suelo). Debes mantenerte en posición neutral, esto significa que en ningún momento redondearás la columna.

Cuando tengas los glúteos levantados, dedica unos segundos a comprobar que la pelvis está realmente en posición neutral. Al perder la referencia del suelo puede resultarte un poco más complicado o confuso, pero tranquila, lo harás genial.

Imagina que te toman una foto de perfil. Coloca un punto en el hombro, otro en la cadera y otro en la rodilla. Ahora traza una línea uniendo esos tres puntos. Esa línea debería formar una diagonal perfecta.

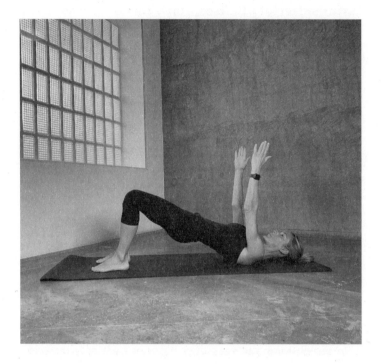

Es muy probable que los glúteos e isquiotibiales le hagan sombra al transverso abdominal porque se harán notar. Son músculos fuertes, grandes y superficiales, y generan sensaciones más potentes. Pero eso no significa que no estemos trabajando también, y mucho, el transverso abdominal.

Nuestro querido transverso abdominal es como el alumno tímido que se sienta al final de la clase. Quizá pasa inadvertido, pero está ahí y trabaja como el resto de sus compañeros; así que nunca compares las sensaciones que provocan los músculos superficiales con las de los profundos.

Errores comunes

- Uno de los errores más habituales en este ejercicio es levantar los glúteos en exceso.
- Al elevar los glúteos debes frenar cuando hayas conseguido dibujar una diagonal entre las piernas y la columna.
- A veces el exceso de energía puede ser contraproducente, ya que, si te pasas de la raya, en vez de trabajar más, lo único que vas a conseguir es perder la posición neutral de la columna.
- Otro error muy típico es no apoyar por completo los pies en el suelo. La mayoría de las personas simplemente los «desparrama» sin prestar ni un poquito de atención a la alineación.
- Nuestros pies son como las raíces de un árbol. Si esa

raíz está torcida, la estabilidad se verá comprome-
tida.

Duración: 1 minuto

EJERCICIO 5

Ha llegado la hora de la verdad. El transverso abdominal se enfrentará a un ejercicio realmente duro. ¡Qué
emoción!

Técnica

Continúa tumbada bocarriba con los brazos levantados. Las rodillas siguen flexionadas, pero ahora las
piernas están levantadas. Esto lo cambia todo. Al levantar las piernas vas a notar que el huequito de las
lumbares es más pequeño. ¡Y así debe ser!

Cuando levantamos las piernas, el espacio entre
las lumbares y el suelo siempre se reduce. ¡Pero,
ojo, el huequito, aunque se ha reducido, sigue estando! De todas maneras, es importante que la con-

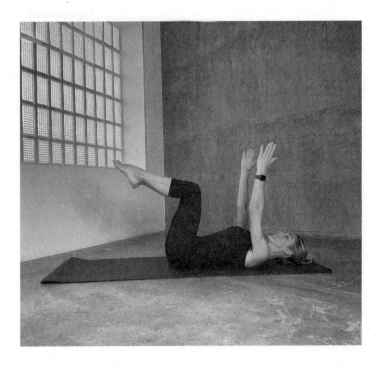

firmación de que, en efecto, estás en posición neutral no se base en la existencia del huequito. La «prueba del huequito» es imprecisa. Piensa que cada columna es un mundo. Hay personas que tienen la curvatura lumbar más acentuada y, en consecuencia, tendrán un huequito más grande. La comprobación definitiva la obtendrás con el siguiente análisis.

Estarás en posición neutral si

Tienes la cabeza apoyada en el hueso occipital (la nuca). La mirada se dirige al techo. Los hombros dibujan una sonrisa. Hay un pequeño hueco (más pequeño ahora) entre las lumbares y el suelo. Los tres puntos de la pelvis están alineados a pesar de que las piernas están levantadas. Mantienes activo el transverso.

Ahora que ya tienes la pelvis y el resto de la columna en posición neutral, vamos a comenzar con el ejercicio.

Ejecución

Toma aire por la nariz, abre las costillas y mantén el abdomen activo. Al soltar el aire por la boca, baja la pierna izquierda hasta que el pie llegue al suelo.

Inspira por la nariz sin realizar ningún otro movimiento y, al soltar el aire por la boca, activa el transverso y sube la pierna izquierda hasta hacer que vuelva a la posición inicial.

Repite durante un minuto con la pierna izquierda, y luego otro minuto con la pierna derecha.

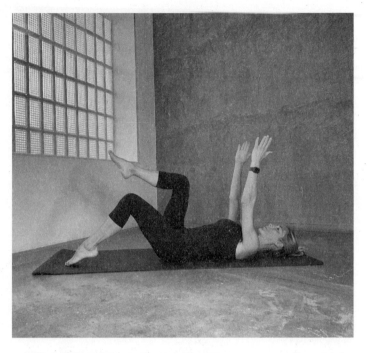

En este ejercicio las inspiraciones se producen sin hacer ningún movimiento. Reservamos las exhalaciones para los desplazamientos de la pierna.

Presta mucha atención a estas reflexiones: cuando estés bajando la pierna, el transverso abdominal tendrá que tener la activación suficiente para que el huequito de la espalda se mantenga intacto. Debes evitar que el huequito se haga más grande o que desaparezca. Recuerda que estamos trabajando en posición neutral.

Cuando subas la pierna, el huequito de la espalda también debe seguir intacto. Si en algún momento del recorrido notas que el abdomen, en vez de aplanarse, sale hacia fuera, ¡tienes que parar!

Ese pico, cresta o alien que se asoma está indicando que tu transverso abdominal no es capaz de enfrentarse a la intensidad de este ejercicio.

No pasa nada. No te asustes ni te frustres. Solo significa que aún no tienes el nivel suficiente para enfrentarte a este ejercicio. En ese caso, debes reducir la intensidad, así que voy a explicarte cómo lograrlo.

Toma aire por la nariz y, al soltarlo por la boca, empieza a bajar la pierna derecha poco a poco. Coloca las dos manos encima del ombligo y mantente plenamente concentrada, ya que necesitamos saber el momento exacto en el que se asoma el alien. ¿Has visto al alien? ¡Perfecto! Vamos a enfrentarnos a él.

Toma aire por la nariz y, al soltarlo por la boca, baja la pierna derecha y detente justo antes de que el alien aparezca. No permitas que se asome. Tienes que aprender a reconocer cuándo quiere salir y detenerte antes.

Los ejercicios serán efectivos y seguros siempre que te permitan aplicar los tres pilares del Reto Diástasis. No hay nada que debilite más al alien que unas buenas respiraciones, un transverso activo y una postura exquisita.

Si un ejercicio, da igual el que sea, te impide aplicar cualquiera de los tres pilares del Reto Diástasis, debes parar de inmediato y tomar medidas.

La moraleja, después de esta práctica, es que no existen ejercicios buenos y malos, sino la capacidad de afrontarlos de forma eficiente.

Errores comunes

- El error más habitual es perder la postura de la cabeza. Muchas personas, ante el esfuerzo que supone bajar la pierna, llevan la cabeza hacia atrás y pierden así el apoyo del hueso occipital (nuca).
- Otro error fatídico es no activar de forma adecuada el transverso abdominal.

Duración: 1 minuto con cada pierna

EJERCICIO 6

Este ejercicio es más complejo de lo que aparenta. Quiero que estés especialmente concentrada y muy pendiente de cada centímetro de tu cuerpo. Te ayudará, por supuesto, a fortalecer el transverso abdominal, pero también te permitirá fortalecer las piernas y mejorar la flexibilidad de los músculos isquiotibiales.

Técnica

Continúa tumbada bocarriba con las piernas levantadas y las rodillas flexionadas a 90°.

Estarás en posición neutral si

Tienes la cabeza apoyada en el hueso occipital (la nuca). La mirada se dirige al techo. Los hombros dibujan una sonrisa. Hay un pequeño hueco (más pequeño ahora) entre las lumbares y el suelo.

Los tres puntos de la pelvis están alineados a pesar de que las piernas están levantadas. Mantienes activo el transverso.

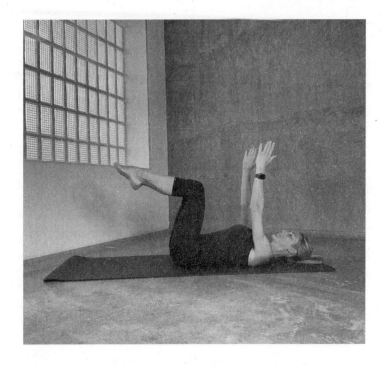

Ejecución

Toma aire por la nariz y, al soltarlo por la boca, estira las piernas. Inspira de nuevo manteniendo la extensión de piernas, y al soltarlo vuelve a flexionarlas a 90°.

Atención: Las rodillas siempre deben permanecer encima de la cadera. Y este punto es clave.

La capacidad de estirar por completo las piernas depende solo del nivel de flexibilidad de los isquioti-

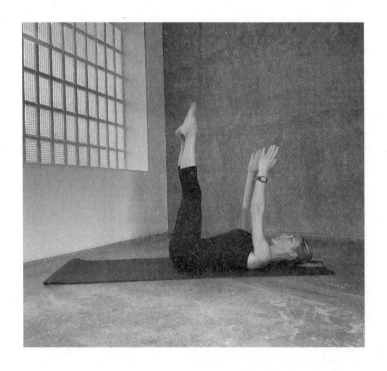

biales, y convengamos que la mayoría de las personas tienen acortados esos músculos. Esa falta de flexibilidad en los isquiotibiales es la que no te dejará estirar las piernas por mucho que lo intentes. La buena noticia es que, aunque no las estires del todo, tu transverso abdominal trabajará estupendamente.

No te alarmes si notas que los cuádriceps te queman o tiemblan. Es normal, ya que están trabajando junto con el transverso abdominal.

Error común

Sin duda, el error más habitual es perder la posición neutral de la columna al suprimir por completo el huequito de las lumbares echando la cabeza hacia atrás. Por eso te recomiendo que vayas poco a poco. Con independencia de lo flexible que seas, comienza estirando solo un poco las piernas. Al día siguiente, prueba a estirarlas un poco más y así descubrirás cuándo debes detenerte.

Duración: 1 minuto

EJERCICIO 7

Como ya sabes, el transverso abdominal es uno de los tres músculos que forman la faja abdominal. Los otros dos son el recto abdominal (conocido como *six pack*) y los oblicuos (oblicuo mayor y menor). Con este ejercicio lograrás ser mucho más consciente de la actividad de los oblicuos. Una de las muchas funciones de los oblicuos es la de darles estabilidad al tronco y la pelvis.

Técnica

¡Es hora de cambiar de postura! Túmbate de costado sobre el lado derecho. Apoya la cabeza en el brazo de abajo. Estira las piernas y asegúrate de estar en posición neutral. Te voy a pedir que levantes el brazo izquierdo para darle más emoción al ejercicio. Al quitar uno de los apoyos más importantes, añadirás bastante inestabilidad, y ya sabes que al transverso abdominal le encanta la inestabilidad.

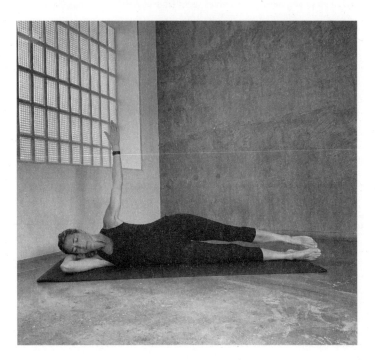

Estarás en posición neutral si

Todo el cuerpo forma una línea recta. Las orejas, los hombros, la cadera y los tobillos están alineados. La mirada se dirige al frente. El cuello debe estar alineado con el resto de la columna. Si necesitas que esté un poco más elevada para lograr dicha alineación, emplea un pequeño almohadón. Los hombros dibujan una sonrisa. Entre la cintura y el suelo hay un pequeño huequito; las personas con una cintura más estrecha tendrán un hueco más grande que las de cintura menos estrecha. Los tres puntos de la pelvis están alineados a pesar de que estás de perfil. Mantienes activo el transverso.

Ejecución

Toma aire por la nariz y, al soltarlo por la boca, levanta la pierna izquierda hasta que llegue a la altura del hombro izquierdo. Suelta el aire y deja que la pierna vuelva a su posición inicial. Debes asegurarte de que el huequito que hay entre la cintura y el suelo permanece inmóvil.

Este ejercicio, además de ayudarte a fortalecer el transverso abdominal, te hará trabajar las «cartucheras» (glúteo medio y menor) y la cintura (oblicuos mayor y menor).

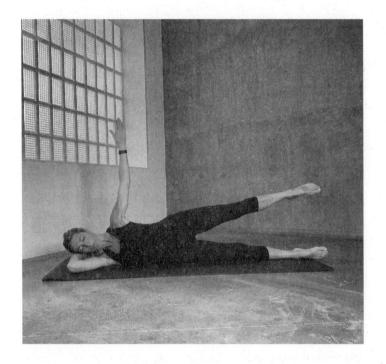

Errores comunes

- El error más habitual es levantar la cabeza y la axila cuando subes la pierna. Debes conseguir que el movimiento de la pierna no afecte a la estabilidad del cuerpo. La magia de este ejercicio radica en que consigas subir la pierna sin mover nada más.

- Otro error muy común es levantar la pierna demasiado. Si haces eso, será imposible que te mantengas en posición neutral, ya que el huequito de la cintura desaparecerá de forma automática. Debemos cuidar cada detalle de nuestra postura.

Duración: 1 minuto con cada pierna

EJERCICIO 8

Voy a confesarte que siento una fascinación especial por este ejercicio; creo que es la combinación perfecta de sencillez y efectividad. Trabajarás el transverso abdominal, pero también la espalda, los brazos y las piernas.

Técnica

Colócate en cuadrupedia (cuatro patas). Las manos deben estar justo debajo de los hombros, y las rodillas, exactamente debajo de la cadera. La espalda, por supuesto, en posición neutral.

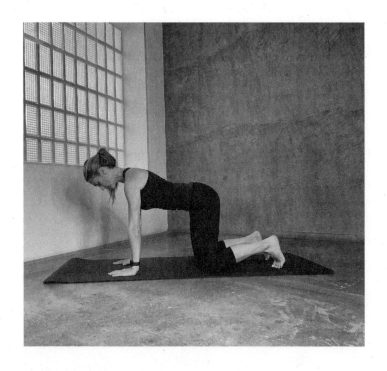

Estarás en posición neutral si

Las orejas, los hombros, la cadera y las rodillas dibujan una línea recta imaginaria. La mirada se dirige al suelo. La nariz debe situarse justo entremedio de las manos. Los hombros dibujan una sonrisa y se mantienen lejos de las orejas. Los omóplatos están a la distancia adecuada. Si están muy separados, te aparecerá una joroba en la espalda; si están muy juntos, la espalda quedará hundida. Los tres puntos de la pelvis están alineados. Mantienes activo el transverso.

Ejecución

Toma aire por la nariz y, al soltarlo por la boca, activa el transverso abdominal y levanta las rodillas del suelo (solo dos centímetros). No tengas prisa. Suelta todo el aire de forma controlada y saborea el fantástico trabajo de tu transverso abdominal.

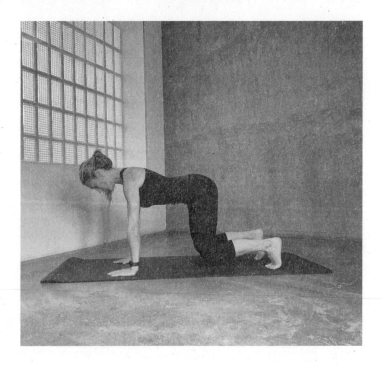

Toma aire otra vez y posa de nuevo las rodillas en el suelo. Cuando levantes las rodillas, debes asegurarte de que permanezcan debajo de la cadera; ni te imaginas la enorme cantidad de personas que tienen dificultades con este ejercicio.

Error común

El error más habitual es desplazar el cuerpo hacia delante y dejar las rodillas mucho más atrás que la cadera, cuando en realidad deben mantenerse justo debajo de ella. Además de ser más intenso, requiere un nivel de conciencia corporal elevado. Puedes utilizar un espejo los primeros días, pero recuerda que luego debes entrenar tu espejo interior.

Duración: 1 minuto

EJERCICIO 9

Este ejercicio se conoce como «Superman en cuadrupedia». Es muy popular entre las personas que sufren problemas de espalda porque ayuda, entre otras cosas, a fortalecerla y aportarle estabilidad.

Técnica

Continúa en cuadrupedia, pero ahora levanta el brazo derecho y la pierna izquierda. Estíralos como si quisieras tocar las paredes de delante y detrás, respectivamente. Mantén la espalda en posición neutral.

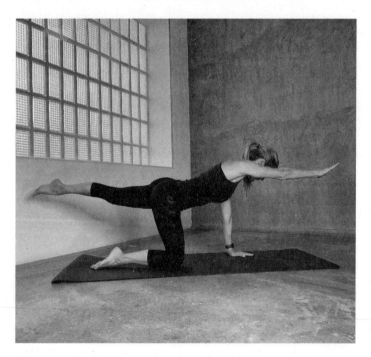

Estarás en posición neutral si

La mano derecha, la oreja, el hombro, la cadera, la rodilla y el pie izquierdo dibujan una línea recta imaginaria. La mirada se dirige al suelo. La nariz debe situarse justo en medio de las manos. Los hombros dibujan una sonrisa y se mantienen lejos de las orejas. Los omóplatos están a la distancia adecuada. Si están muy separados, te aparecerá una joroba en la espalda; si están muy juntos, la espalda quedará hundida. Los tres puntos de la pelvis están alineados. Mantienes activo el transverso.

Ejecución

Toma aire por la nariz y, al soltarlo por la boca, mueve el brazo como si estuvieras nadando a braza. Inspira cuando estires el brazo de nuevo y llévalo a la posición inicial.

Error común

El error más habitual es perder la alineación de la columna. Imagina que tienes una pelota de pimpón encima de la cintura; debes evitar que se caiga. Los hombros y los huesos de la cadera deben permane-

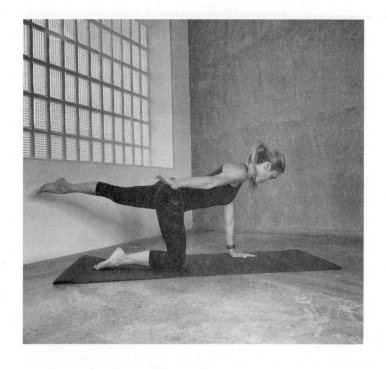

cer completamente alineados. Toma una fotografía mental de cada parte de tu cuerpo durante la realización del ejercicio.

Duración: 1 minuto con cada pierna

EJERCICIO 10

Con este ejercicio llegamos al final de la fase 1. Esto no es por casualidad, ya que es el más complejo de todos.

Técnica

Ponte de rodillas y estira los brazos hacia delante. Las manos deben estar a la altura de los hombros. La columna debe estar en posición neutral.

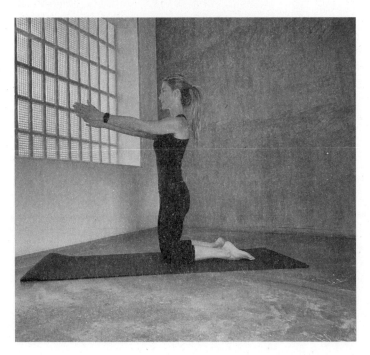

Estarás en posición neutral si

Las orejas, los hombros, la cadera y las rodillas dibujan una línea recta. La mirada se dirige al frente. Los hombros dibujan una sonrisa. Mantienes activo el transverso.

Ejecución

Toma aire por la nariz y, al soltarlo por la boca, desplaza el cuerpo hacia atrás como si fueras una bisagra. Toma

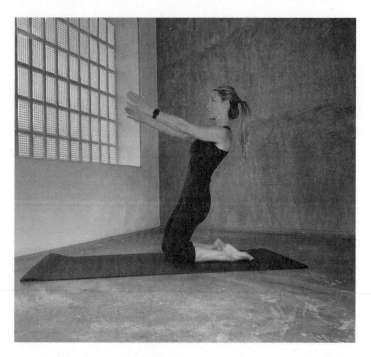

aire de nuevo y regresa a la posición inicial; evita despla-
zarte en exceso porque perderás el control de la postura
El objetivo radica en activar el transverso abdominal, y
para ello es imprescindible mantener intacta la posición
neutral de la columna. También notarás un gran trabajo
de los cuádriceps. Haz el ejercicio a un ritmo lento. Concéntrate en la respiración y en tus sensaciones.

Error común

El error más habitual radica en perder la posición neutral de la columna. Las personas creen que trabajarán
mejor el transverso abdominal si hacen un gran recorrido, y esto es un error más grande que una casa.

¿Qué es lo importante, el recorrido o la postura?
¡La postura! La postura (posición neutral) constituye
uno de los pilares del Reto Diástasis, así que imagínate
lo importante que es.

Duración: 1 minuto

FIN DE LA FASE 1

Ya conoces en detalle cada uno de los diez ejercicios que componen la fase 1 del Reto Diástasis. Algunos te resultarán más exigentes a nivel muscular y otros pondrán a prueba tu estabilidad, pero todos requerirán mucha concentración de tu parte. La razón por la que solo dura catorce minutos es porque necesito que seas constante. Las probabilidades de que pongas en práctica esta rutina todos los días aumentarán exponencialmente si es breve. Estoy segura de que encontrarás la manera de «encajarla» en tu agenda.

Otro motivo es porque se trata de una rutina que requiere toda tu atención. En ella la mente trabajará igual o más que los músculos, y es muy complicado lograr ese nivel de concentración en rutinas largas.

Además, quiero que te quedes con ganas de más, que acabes la rutina con buen sabor de boca y excelentes sensaciones.

¿Sabes por qué debes hacerla absolutamente todos los días? En primer lugar, porque obtendrás resultados más rápido. Pero, además, porque solo haciéndolo a diario lograrás convertirlo en un hábito. El secreto infalible para ser constante es hacerlo todos los días de la semana. Tener la posibilidad, aunque sea mínima, de saltarte el entrenamiento es jugar con fuego. Cuántas veces nos hemos topado con el «después lo hago», «mejor mañana», «hoy estoy agotada» o «no tengo ganas».

Permíteme un consejo: intenta, si es posible, hacerlo siempre a la misma hora. Eso te ayudará a crear un hábito más poderoso. Si un día tienes mucho lío y vas mal de tiempo, puedes dividir la rutina en dos y hacer una mitad por la mañana y la otra por la noche. Recuerda que tienes un objetivo y la única forma de lograrlo es trabajando.

Puedes repetir el circuito dos o tres veces si quieres, pero no olvides que la calidad es lo primero.

RETO DIÁSTASIS ABDOMINAL FASE 2

¡Enhorabuena por haber completado la fase 1 del Reto Diástasis! Te esperan ocho ejercicios repletos de nuevos desafíos. Esta fase del reto es más exigente. Recuerda que jamás debes permitir que el alien asome por el abdomen. Cuando el alien se asoma es porque el transverso abdominal no ha sido capaz de detenerlo.

Cuando activas de forma adecuada el transverso abdominal, estás construyendo un muro de contención entre el alien y el exterior. Ese muro será cada vez más sólido, y llegará un día en que el alien no podrá ni asomarse.

A esta altura del reto espero que hayas entendido que su poder no radica en los ejercicios, sino en la manera de ejecutarlos. Te recomiendo que, antes de comenzar la fase 2, repases de nuevo los tres pilares del Reto Diástasis, aunque estoy segura de que ya estás completamente familiarizada con la activación del transverso, la respiración consciente y la posición neutral de la columna.

Importante: si después de hacer el primer ejercicio de la fase 2 sientes que no has sido capaz de activar el transverso de forma eficiente, regresa a la fase 1 y repítela una semana más. No tengas prisa. Debes ser prudente y muy respetuosa con tu faja abdominal.

EJERCICIO 1

Comenzamos con un ejercicio «potente».

Técnica

Túmbate bocarriba con las piernas levantadas, las rodillas flexionadas a 90° y los brazos levantados (las manos deben estar justo encima de los hombros). Las piernas deben estar separadas hasta el ancho de la cadera. Mantén la columna en posición neutral.

Estarás en posición neutral si

Tienes la cabeza apoyada en el hueso occipital (la nuca). La mirada se dirige al techo. Los hombros dibujan una sonrisa. Los tres puntos de la pelvis están alineados. Mantienes activo el transverso. Hay un pequeño hueco entre las lumbares y el suelo; pero recuerda que, cuando levantas las piernas, el huequito de las lumbares se hace más pequeño que cuando tienes los pies en el suelo.

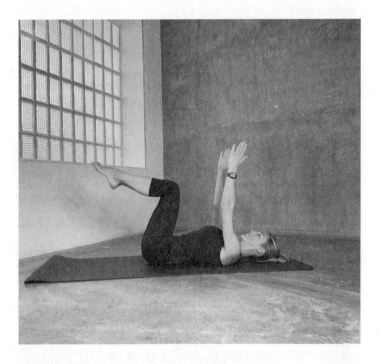

Ejecución

Toma aire por la nariz y, al soltarlo por la boca, estira la pierna derecha. Inspira de nuevo por la nariz mientras dejas que la pierna derecha vuelva a su posición inicial.

A continuación, suelta el aire por la boca mientras estiras la pierna izquierda. Inspira mientras dejas que la pierna izquierda vuelva a su posición inicial.

Y aquí viene lo importante: cuando estires la pierna debes activar el transverso de tal forma que el abdomen se mantenga plano o incluso se hunda un poco. El alien no debe asomar ni un poquito.

Si notas que el control de la faja abdominal no es del todo eficiente, entonces debes reducir la intensidad.

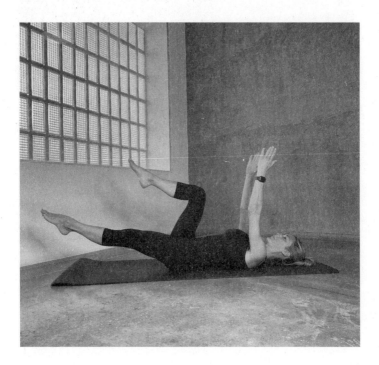

¿Cómo se reduce la intensidad?

Cuando estires la pierna, en vez de bajarla mucho hacia el suelo, bájala menos. La pierna está al servicio del transverso y no al revés. Con esto quiero decir que su única función es provocarte la activación adecuada. Cuando mis alumnas realizan este ejercicio, ni siquiera les miro la pierna, no me importa en absoluto esa pierna. Solo estoy pendiente del abdomen.

¿Cómo puedes saber si activas adecuadamente el transverso abdominal?

En primer lugar, porque no habrá ni rastro del alien. En segundo lugar, porque sentirás una agradable sensación de control en la faja abdominal. También es importante analizar cómo responde el resto del cuerpo a esas activaciones.

¿Cómo están los hombros? Si están relajados y lejos de las orejas, están perfectos.

¿Cómo está la cabeza? ¿Sigue apoyada sobre el hueso occipital? Si logras mantener la mirada hacia arriba, está perfecta.

Errores comunes

- El error más habitual es perder la posición neutral de la columna. Esto se traduce en un aumento del huequito de la espalda cuando la pierna se estira y, además, en una modificación del apoyo de la cabeza al llevar la mirada hacia atrás.
- Otro error suele ser una activación deficiente del transverso abdominal. Con frecuencia ocurre por bajar demasiado la pierna y perder la capacidad de soportar su peso.

Duración: 1 minuto

EJERCICIO 2
....

Técnica

Seguimos en la misma posición, pero ahora la pierna derecha va a estar apoyada en el suelo.

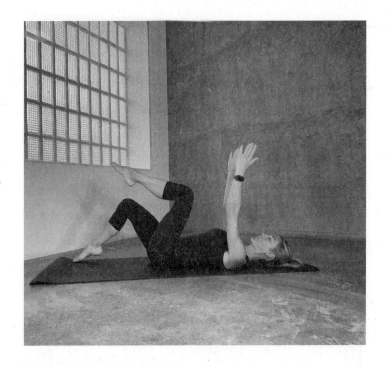

Estarás en posición neutral si

Tienes la cabeza apoyada en el hueso occipital (la nuca). La mirada se dirige al techo. Los hombros dibujan una sonrisa. Los tres puntos de la pelvis están alineados. Mantienes activo el transverso.

Ejecución

Toma aire por la nariz sin ejecutar ningún movimiento.

Al soltarlo por la boca, la pierna derecha va a subir y la izquierda va a bajar. Inspira por la nariz sin ejecutar ningún movimiento; al soltar el aire por la boca, la pierna izquierda va a subir y la derecha va a bajar de nuevo.

Recuerda que el transverso abdominal es como el embrague de un coche: debes activarlo antes de iniciar el movimiento y mantenerlo activo hasta el final de la exhalación. La postura debe mantenerse intacta. El

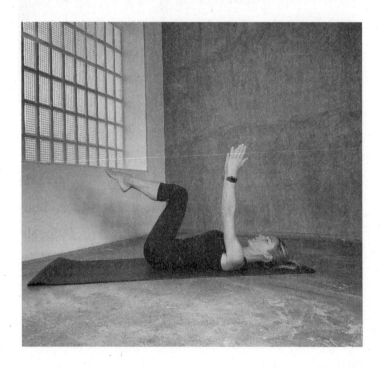

huequito de la espalda no deberá hacerse ni más grande ni más pequeño. La cabeza se mantendrá quieta y
el cuello estará relajado. Concéntrate plenamente en
la respiración y conecta con tu cuerpo.

Error común

El error más habitual, y más trágico, es perder la posición neutral de la columna, más concretamente de la
pelvis. Prefiero que reduzcas el recorrido de las piernas antes de permitir que se modifique el hueco de las
lumbares.

Duración: 1 minuto

EJERCICIO 3
•••

Vamos a cambiar de posición para darles a los oblicuos
el mismo protagonismo que al transverso abdominal.

Técnica

Haz una plancha lateral, pero apóyate en la rodilla de

abajo. El codo del brazo de abajo debe estar justo debajo del hombro. La columna debe dibujar una diagonal perfecta con las piernas. Mantén la mirada al frente y vigila que la cabeza también forme parte de esa diagonal perfecta; por tanto, no la dejes caer.

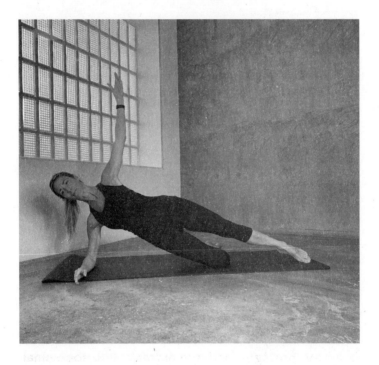

Estarás en posición neutral si

La oreja, la cadera y el tobillo dibujan una diagonal. La mirada se dirige al frente. Los hombros dibujan una sonrisa y se mantienen lejos de las orejas. Los tres puntos de la pelvis están alineados.

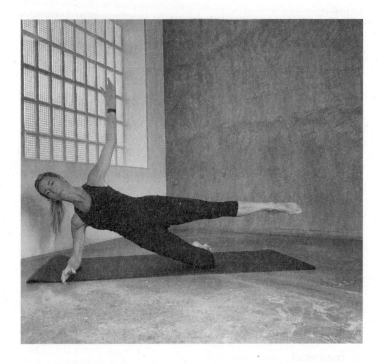

Ejecución

Toma aire por la nariz y, al soltarlo por la boca, levanta la pierna de arriba, la que tienes estirada, unos pocos centímetros. Lo ideal es que la levantes hasta que llegue a la altura de la cadera, pero solo con despegarla del suelo obtendremos un gran trabajo. Inspira de nuevo mientras dejas que la pierna de arriba vuelva a su posición inicial.

El cuerpo debe conservar en todo momento esa diagonal perfecta. No debes volcarte, girarte ni hundir la cadera.

Es muy probable que lo único que sientas sea un esfuerzo descomunal en el brazo de apoyo, en las piernas, en la cadera (glúteo medio) y la cintura (oblicuos). Si la postura es correcta y la respiración se mantiene consciente, el transverso estará feliz de la vida trabajando en equipo con sus compañeros.

Errores comunes

- Acercar el hombro de abajo a la oreja reduciendo el tamaño del cuello. Procura verte y sentirte en todo momento esbelta y elegante.
- Otro error muy habitual es dejar que la cadera «caiga», pues con ello se pierde la alineación de la columna.

Duración: 1 minuto con cada lado

EJERCICIO 4

Quizá te preguntes por qué un programa destinado a fortalecer la faja abdominal contiene un ejercicio de glúteos. En primer lugar, porque los glúteos forman parte de nuestro *core*, pero, además, porque nuestro cuerpo es mucho más que un conjunto de músculos aislados. En realidad somos un todo integrado.

Técnica

Ponte en cuadrupedia (cuatro patas). Apoya los codos debajo de los hombros y las rodillas debajo de la cadera. Estira y levanta la pierna derecha y colócala al mismo nivel que la espalda.

Estarás en posición neutral si

La oreja, el hombro, la cadera, la rodilla y el pie derechos dibujan una línea recta imaginaria. La mirada se dirige al suelo. La nariz debe situarse justo entremedio de las manos. Los hombros dibujan una sonrisa y se mantienen lejos de las orejas. Los omóplatos están a la distancia adecuada. Si están muy separados, te aparecerá una joroba en la espalda; si están muy juntos, la espalda quedará hundida. Los tres puntos de la pelvis están alineados.

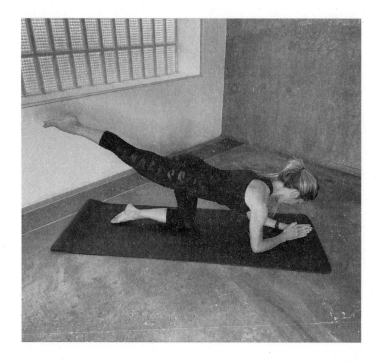

Ejecución

Dibuja círculos con la pierna derecha en sentido horario. Ejecuta el movimiento de forma lenta y controlada y, lo más importante, mantén la columna completamente inmóvil. La respiración va a ser un poco peculiar: inspira al trazar el primer círculo y exhala al hacer el siguiente, y así sucesivamente. Supongo que te parecerá extraño y que te has acostumbrado a soltar el aire durante el «esfuerzo». Y eso está muy bien, pero también quiero que puedas activar el transverso en el momento de la inspiración.

Errores comunes

- Mover la columna como una lombriz.
- Dejar «caer» la cabeza e incluso apoyar la frente en las manos; eso destroza la posición neutral.
- Encoger los hombros como si tuvieras frío.
- Apretar los puños con fuerza. Esa tensión en las manos termina llegando al cuello.

Duración: 1 minuto con cada pierna

EJERCICIO 5

Ahora que ya sabes que somos un todo integrado, entenderás mejor el motivo por el que hay una estocada en el Reto Diástasis.

Técnica

Ponte de pie y separa las piernas hasta el ancho de la cadera. Adelanta la pierna derecha y retrasa la izquierda. Flexiona las piernas de tal forma que la rodilla derecha quede justo encima del talón derecho, y la rodilla izquierda, justo bajo la cadera izquierda. Lo ideal es que flexiones las rodillas a 90°; pero, si tus piernas no están preparadas aún, reduce la intensidad alejando del suelo la rodilla retrasada.

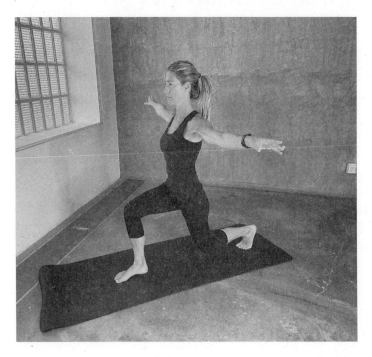

Estarás en posición neutral si

Las orejas, los hombros y la cadera dibujan una línea recta imaginaria. La mirada se dirige al frente. Los hombros dibujan una sonrisa y se mantienen lejos de las orejas. Los omóplatos están a la distancia adecuada. Si están muy separados, te aparecerá una joroba en la espalda; si están muy juntos, la espalda quedará hundida. Los tres puntos de la pelvis están alineados. Mantienes activo el transverso.

Ejecución

Mientras las piernas están ejecutando una estocada isométrica (estática), los brazos dibujarán círculos del tamaño de un balón de fútbol. Traza esos círculos de forma ágil y dinámica; quiero que te provoquen una buena inestabilidad y que pongan a trabajar el transverso abdominal. La respiración será exactamente igual que el ejercicio anterior: inspira en el primer círculo y exhala en el siguiente.

Es muy probable que sientas fuego en los hombros, las piernas y los glúteos; pero, aunque nuestro transverso abdominal sea discreto, no tengas la menor duda de que está participando activamente.

Errores comunes

- Perder la alineación de la columna.
- El más habitual: adelantar la rodilla de la pierna de delante y llevar todo el peso del cuerpo a los dedos del pie en vez de repartirlo en toda la planta.

Duración: 1 minuto con cada pierna

EJERCICIO 6

Nos acercamos al final de la fase 2 y, como es de esperar, la intensidad aumentará aún más. Vas a poner en práctica un ejercicio que he bautizado con el nombre de «ruso» porque me recuerda a los hombrecitos que aparecen en el juego *Tetris* cada vez que pasas de nivel.

Técnica

Siéntate en el suelo con las piernas flexionadas. Los pies deben estar separados hasta el ancho de la cadera. Las manos se apoyarán un poco más atrás que la cadera y los dedos «mirarán» en diagonal hacia fuera.

La columna estará en posición neutral. Debes verte y sentirte muy alta y elegante.

Estarás en posición neutral si

La mirada se dirige al frente. Los hombros están lejos de las orejas. Las orejas, los hombros y la cadera dibujan una diagonal. Mantienes el transverso activo. Levanta un poco los glúteos y mantenlos así hasta acabar el ejercicio.

Ejecución

¡Empieza lo bueno! Debes levantar y estirar la pierna derecha y, simultáneamente, el brazo izquierdo. El objetivo es que consigas tocarte el pie (o el tobillo, en caso de que no llegues hasta allí) manteniendo el cuerpo estable.

Imagina que tienes ahora en la pelvis nuestra querida pelota de pimpón. Cuando levantes la pierna derecha y el brazo izquierdo, la pelota tendrá que mantenerse inmóvil o lo más quieta posible. Es probable que al principio desplaces el cuerpo hacia un lado en busca de estabilidad.

Nuestro cuerpo siempre busca la estabilidad. Lo

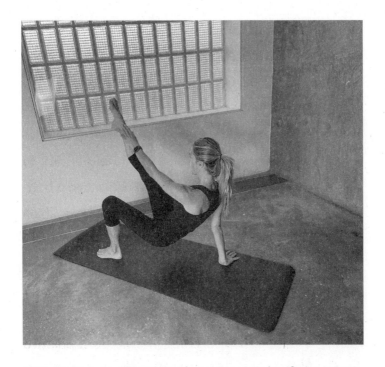

que ocurre es que trata de encontrar las formas más fáciles y accesibles, pero lo que debemos hacer es lograr que la estabilidad provenga del transverso abdominal y no de una mala postura.

Cuando termines este ejercicio me vas a odiar un poco, pero sabes que acabarás dominándolo y volveremos a ser amigas. Al subir la pierna y el brazo, te quedarás con la mitad de los puntos de apoyo. Estamos hablando del 50 por ciento, y eso es mucho, así que es normal que te sientas terriblemente inestable. Además, el brazo de apoyo (en este caso el derecho) tiene que soportar el peso de prácticamente todo el cuerpo. En general, las mujeres no suelen tener mucha fuerza en los brazos, pero eso es algo que podemos cambiar, y más aún después de hacer este ejercicio.

Vigila de cerca el hombro derecho, porque cuando te descuides querrá escurrirse y pegarse a la oreja. No te preocupes si te resulta imposible acercar la pierna derecha al pecho; es probable que la falta de flexibilidad en los músculos isquiotibiales sea la causante. Acerca la pierna hasta donde puedas. Lo importante, lo único importante, es lograr estabilidad y mantener la postura del cuerpo. Si el precio que tienes que pagar por tocarte el pie es «desarmarte», está claro que no conviene.

Ahora te voy a explicar cómo debes hacer las respiraciones en este ejercicio: toma aire por la nariz y, al soltarlo por la boca, sube el brazo y la pierna simultáneamente. Inspira por la nariz y deja que el brazo y la pierna vuelvan a la posición inicial. Ahora vas a soltar el aire de nuevo, pero levantando el otro brazo y la otra pierna; es decir, vas a alternar brazos y piernas.

Haz este ejercicio despacio. Cuanto más despacio, mejor. Te prometo que terminarás adorándolo. Si tienes problemas en las muñecas, por desgracia, tendrás que descartarlo.

Error común

Es muy habitual que, sin darte cuenta, el hombro del brazo de apoyo vaya encogiéndose hasta el punto de tenerlo prácticamente pegado a la oreja. Siéntete esbelta y elegante en todo momento, eso te ayudará a evitarlo.

Duración: 1 minuto

EJERCICIO 7

Quiero que hagas este ejercicio pensando todo el tiempo en que llevas un corsé muy ajustado.

Técnica

Túmbate de costado sobre el lado derecho, con lo que

la pierna izquierda quedará del lado de arriba. Apoya la cabeza en el brazo de abajo, como si este fuera una almohada, y estira las piernas. Todo el cuerpo debe estar alineado y en posición neutral.

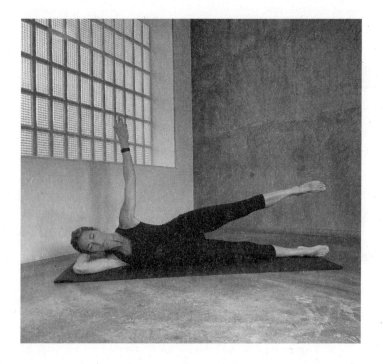

Estarás en posición neutral si

La mirada se dirige al frente y la cabeza está alineada con el resto del cuerpo. Hay un pequeño hueco entre la cintura y el suelo; si no lo hubiera, sería señal de que la columna estaría curvada. Todo el cuerpo se encuentra de perfil, como si estuvieras apoyada sobre una pared.

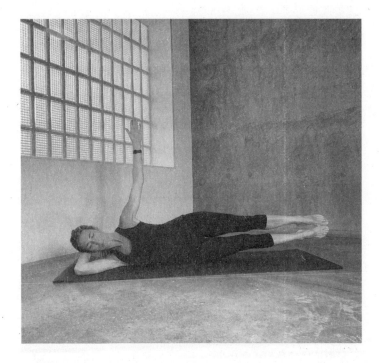

Ejecución

Ya sabes que al transverso abdominal le encanta la inestabilidad, así que vas a levantar el brazo izquierdo y lo vas a dejar así. Levanta la pierna izquierda unos centímetros hasta que el pie esté al mismo nivel que el hombro izquierdo. ¡El ejercicio comienza ahora!

Toma aire por la nariz y, al soltarlo por la boca, levanta ligeramente la pierna derecha; al mismo tiempo, baja un poco la pierna izquierda para que se encuentren a medio camino. Celebrarán una especie de brindis. Inspira por la nariz y regresa a la posición inicial; recuerda que la posición inicial es con la pierna izquierda levantada. Al juntar las piernas se produce el momento de máxima inestabilidad.

Errores comunes

- Evita balancearte. Recuerda que el cuerpo debe mantenerse en posición neutral.
- Cuidado con levantar la axila o el pecho del suelo; esto es algo bastante habitual que ocurre cuando se realiza el ejercicio sin una correcta activación del transverso abdominal.
- Otro error es olvidarse de las respiraciones lentas y controladas.

Duración: 1 minuto con cada pierna

EJERCICIO 8

Con este ejercicio finalizarás la fase 2 del Reto Diástasis.

Técnica

Túmbate bocabajo con las piernas separadas hasta el ancho de la cadera. Coloca las manos debajo de los hombros, mantén tanto la cabeza como los brazos despegados del suelo y siéntete muy larga.

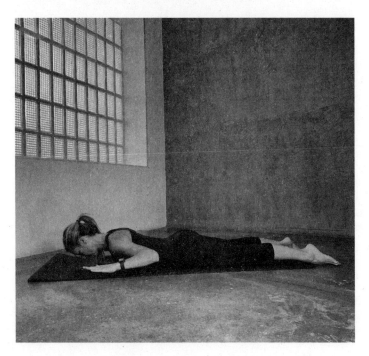

Estarás en posición neutral si

La mirada se dirige al suelo y la cabeza está alineada con el resto del cuerpo. Las orejas, los hombros, la cadera y los tobillos dibujan una línea recta imaginaria.

Ejecución

Toma aire por la nariz al tiempo que estiras los brazos hacia delante y, al soltarlo por la boca, ábrelos

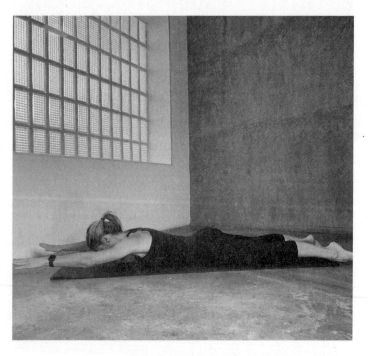

como si estuvieras nadando a braza. Mantén en todo momento el ombligo alejado del suelo. Imagina que estás acostada sobre la arena húmeda y no quieres dejar la huella de tu cuerpo cuando te levantes.

En el momento de la exhalación, dejarás los brazos estirados hacia atrás el tiempo que sea necesario hasta que hayas expulsado todo el aire.

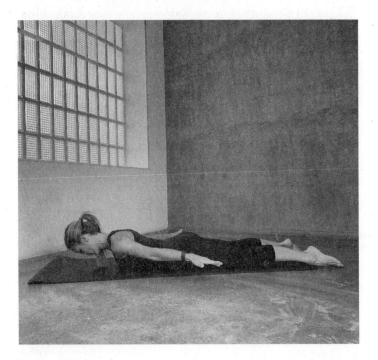

Errores comunes

- Mirar hacia delante en vez de hacia abajo.
- Levantar demasiado la cara del suelo.
- No estirar del todo los brazos.

FIN DE LA FASE 2

¡Enhorabuena! Acabas de finalizar la segunda fase del Reto Diástasis, y espero que te sientas tan orgullosa como yo lo estoy de ti.

Ya han transcurrido seis semanas desde que comenzaste y estoy segura de que estás notando los enormes beneficios de trabajar la faja abdominal. Es muy posible que tengas el abdomen más plano, y esto se debe a que, cuando el transverso está fuerte, consigue cumplir su misión de contener los órganos internos y dejarlos más «recogidos». También es probable que seas más consciente de tu postura y que las respiraciones hayan dejado de ser un quebradero de cabeza.

RETO DIÁSTASIS ABDOMINAL FASE 3

Ya estás en la etapa final del Reto Diástasis. ¡Bravo! ¿Verdad que no ha sido tan terrible hacer ejercicio todos los días? La rutina de la fase 3 contiene, al igual que la anterior, ocho ejercicios y tiene una duración de once minutos.

Como ya sabes, puedes aumentar el número de vueltas del circuito siempre y cuando no atente contra la calidad de tu técnica y consigas acabar la rutina sintiendo ganas de más.

EJERCICIO 1

Este ejercicio lo he bautizado con el nombre de «gancho». Es muy poco glamuroso, pero te ayudará a crear una imagen visual del movimiento que vas a hacer con las piernas. Quiero advertirte de que este ejercicio es muy intenso y requiere un control absoluto de los tres pilares del reto.

Técnica

Túmbate bocarriba con las piernas y los brazos levantados. Flexiona las rodillas a 90°.

Las piernas deben estar separadas hasta el ancho de la cadera. Mantén la columna en posición neutral.

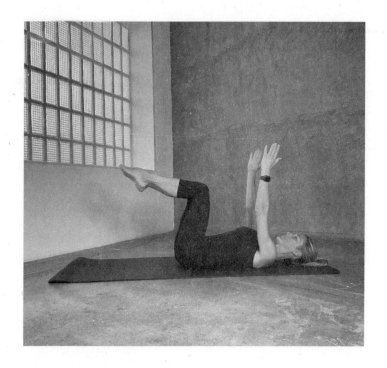

Estarás en posición neutral si

Tienes la cabeza apoyada en el hueso occipital (la nuca). La mirada se dirige al techo. Los hombros dibujan una sonrisa. Los tres puntos de la pelvis están alineados. Mantienes activo el transverso.

Recuerda que siempre que levantas las piernas el huequito de las lumbares se hace más pequeño que cuando tienes los pies en el suelo.

Ejecución

Toma aire por la nariz y, al soltarlo por la boca, baja las piernas lentamente hasta que los pies se apoyen en el suelo. Una vez allí, inspira sin realizar ningún otro movimiento y, al soltar el aire por la boca, levanta las piernas y deja que vuelvan a la posición inicial.

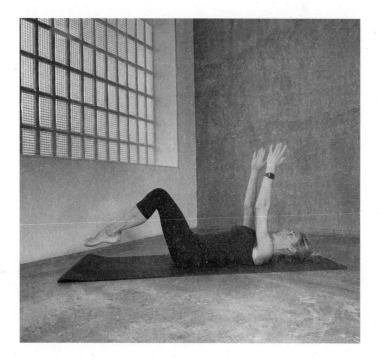

Ya hiciste un ejercicio parecido en la fase 2, pero esta vez la intensidad es mucho mayor porque el transverso tiene que soportar el peso de dos piernas en vez de una.

Error común

El error más habitual en este ejercicio es perder la alineación de la pelvis y permitir que el hueco que tienes debajo de las lumbares se haga más grande. Si eso llega a ocurrir, no te preocupes, porque hay una manera muy sencilla de resolverlo. Vas a tener que reducir el recorrido de las piernas y frenar justo antes de notar que aumenta el tamaño del hueco o incluso que sale el alien.

No importa que no llegues a tocar el suelo, ni siquiera importa que apenas se hayan movido; lo único que de verdad importa es que tus sensaciones con respecto al transverso abdominal sean espectaculares.

Quiero que te sientas poderosa con tu corsé de hierro y que no tengas ninguna duda de que lo estás haciendo bien.

Duración: 1 minuto

EJERCICIO 2

Ahora vas a hacer un ejercicio de glúteos normal y corriente, y vas a transformarlo en un gran estímulo para el transverso abdominal. El movimiento que hagas con las piernas provocará mucha inestabilidad. Y ahí va la pregunta del millón: ¿cuál crees que será el responsable de preservar la estabilidad de la columna? Exacto, el transverso abdominal.

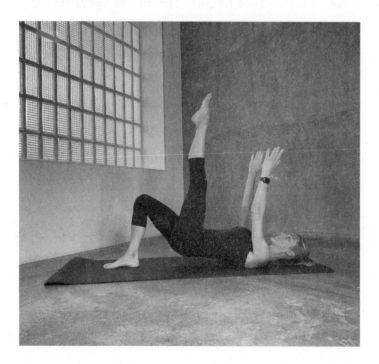

Técnica

Túmbate bocarriba con la pierna derecha flexionada y la izquierda estirada, como si fuera un mástil, es decir, perpendicular al techo. Levanta los glúteos y los brazos, y asegúrate de estar en posición neutral.

Estarás en posición neutral si

Tienes la cabeza apoyada en el hueso occipital (la nuca). La mirada se dirige al techo. Los hombros dibujan una sonrisa. Los hombros, la cadera y las rodillas dibujan una diagonal. Mantienes activo el transverso.

Ejecución

Toma aire por la nariz y, al soltarlo por la boca, haz bajar la pierna izquierda hasta que consiga dibujar una línea recta con la columna. Inspira mientras subes de nuevo la pierna.

Error común

Nada más empezar, tu cuerpo va a sufrir una especie de crisis existencial. La pelvis querrá volcarse hacia la izquierda, te arderán los isquiotibiales y los glúteos

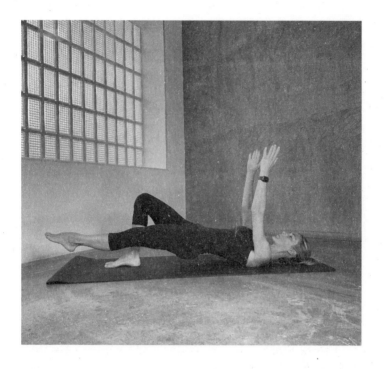

querrán desplomarse en el suelo. Todo eso es normal.
Qué difícil es conectar con el transverso cuando se
está en una postura tan incómoda y exigente, ¿verdad?
Pero estoy segura de que lo harás genial e incluso que
lo disfrutarás.

Duración: 1 minuto con cada pierna

EJERCICIO 3

Seguro que alguna vez has hecho una plancha o has visto a alguien hacerla. Es un ejercicio isométrico (estático) muy popular y también muy controvertido. Si buscas en Google, YouTube o TikTok vídeos de planchas, verás que son muy pocos los que respetan la posición neutral de la columna tal y como has aprendido aquí. En la mayoría de esos vídeos se hace una retroversión de pelvis (glúteos hacia dentro) que genera una modificación en la curvatura lumbar; se argumenta que, de esa forma, el ejercicio es más seguro y efectivo.

La pregunta es: ¿cómo puede ser segura y efectiva una posición antinatural? Lo único que hacen esas pseudoplanchas es ignorar el transverso abdominal. Es normal que se sientan más seguros con un ejercicio que no le exige ni al transverso abdominal ni a la postura el más mínimo esfuerzo, pero que algo sea más fácil no significa que sea lo óptimo.

Las planchas que se ejecutan en posición neutral son mucho más exigentes, y es posible que aguantes mucho menos tiempo que si las hicieras de «la otra forma». No hay prisa. Ya sabes que lo único importante es la calidad y no la cantidad.

Técnica

Ponte en posición de banco (a cuatro patas) y apoya los codos debajo de los hombros y las rodillas debajo de la cadera. Una vez que tengas los codos y las rodillas en la posición adecuada, puedes proceder a estirar las piernas y comenzar el ejercicio.

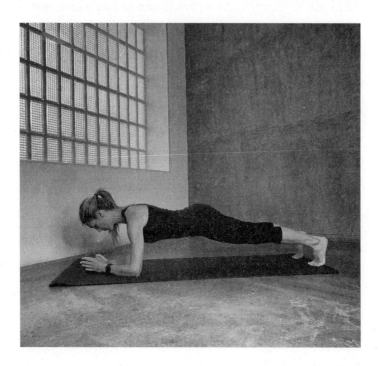

Estarás en posición neutral si

Las orejas, los hombros, la cadera y los tobillos dibujan una diagonal. La mirada se dirige al suelo. El transverso abdominal está activo.

Ejecución

Al tratarse de un ejercicio isométrico (estático) no hay mucho que explicar en cuanto a la ejecución porque no tienes que moverte.

Mantén el transverso activo y no contengas el aire en ningún momento.

Errores comunes

Presta mucha atención a este apartado y no cometas el error de formar parte del enorme grupo de personas que hacen unas planchas horribles. El error más habitual consiste en mirar hacia delante, con lo que se pierde la posición neutral de la columna. El segundo error radica en curvar la zona alta de la espalda como si tuvieras mucho frío. El último error es dejar que la pelvis «caiga» al suelo.

Haz una fotografía mental de tu cuerpo y asegú-

rate de que cada centímetro está en el lugar adecuado.

Duración: 1 minuto

EJERCICIO 4

Este ejercicio lo he bautizado «el reloj» porque los brazos se moverán como verdaderas agujas.

Técnica

Túmbate bocabajo con las piernas estiradas y separadas hasta el ancho de la cadera. Coloca el brazo derecho delante y el izquierdo detrás. Mantén en todo momento la cara ligeramente levantada del suelo.

Estarás en posición neutral si

Las orejas, los hombros, la cadera y los tobillos dibujan
una línea recta. Los hombros se mantienen lejos de las
orejas y el cuello se ve muy largo. Mantienes el transverso abdominal activo.

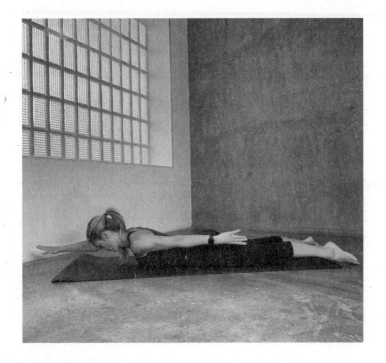

Ejecución

Toma aire por la nariz y, al soltarlo por la boca, desplaza el brazo derecho hacia atrás y el izquierdo hacia delante, de manera que queden justo en la posición contraria. Inspira de nuevo sin ejecutar ningún movimiento y, al soltar el aire por la boca, mueve otra vez los brazos 180°.

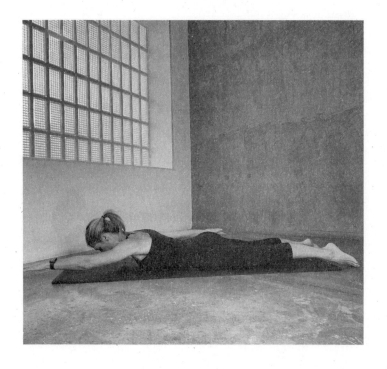

Errores comunes

- Es tremendamente habitual que las personas levanten demasiado la cabeza. Recuerda que solo debes despegar la cara del suelo. Estamos hablando de tres centímetros.
- También es muy común dirigir la mirada hacia delante y es un gran error, ya que debes mirar hacia el suelo todo el tiempo.

- Pon en práctica el ejercicio de forma lenta y controlada, y recuerda que es la respiración la que debe marcar el ritmo de ejecución.

Duración: 1 minuto

EJERCICIO 5

Este ejercicio me encanta y estoy segura de que a ti también te gustará.

Técnica

Ponte de rodillas en el suelo (si te molestan las rodillas, prueba colocando un almohadón debajo de ellas) y abre los brazos en forma de cruz.

Estarás en posición neutral si

Las orejas, los hombros, la cadera y las rodillas dibujan una línea recta. La mirada se dirige al frente. Los hombros dibujan una sonrisa. Mantienes activo el transverso.

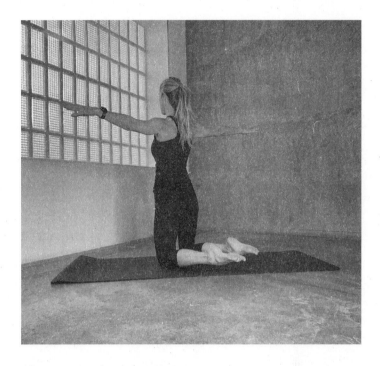

Ejecución

Haz círculos pequeños con los brazos a buen ritmo, como si hicieras sonar una pandereta, y ahora viene lo bueno: ¡imantén los pies despegados del suelo! ¿No es genial?

Fíjate de qué manera más tonta hemos transformado por completo este ejercicio. Las respiraciones serán conscientes y profundas, como siempre; pero, a diferencia de la forma habitual, vas a inspirar mientras trazas un círculo y a exhalar con el siguiente.

Esto te va a obligar a mantener el transverso activo todo el tiempo, y es un aprendizaje muy valioso; precisamente esa activación es la que quiero que tengas mientras haces las camas, llevas una bolsa pesada o te lavas los dientes.

Errores comunes

- El error más frecuente es caerse hacia delante, y la única manera de evitar que esto ocurra es logrando una maravillosa armonía entre nuestra postura y la respiración.
- Los hombros y las piernas se van a hacer notar; pero no te alarmes, porque es absolutamente normal.

Duración: 1 minuto

EJERCICIO 6

Te preguntarás por qué hay un ejercicio de pectoral en el Reto Diástasis, y la respuesta es muy sencilla: porque tu transverso es un músculo postural que está presente en todas y cada una de las actividades de tu vida.

Por esa razón necesitamos entrenarlo y lograr que sea eficiente todo el tiempo, y no solo cuando estás en posturas y situaciones fáciles.

Técnica

Ponte a cuatro patas y, a continuación, desplaza la cadera hacia delante hasta que puedas dibujar una diagonal con todo el cuerpo. Tendrás que desplazar también las manos hacia delante y separarlas un poco más que el ancho de los hombros.

Estarás en posición neutral si

Las orejas, los hombros, la cadera y las rodillas dibujan una diagonal. La mirada se dirige hacia el suelo. Los hombros dibujan una sonrisa. El transverso abdominal está activo.

Ejecución

Toma aire por la nariz mientras doblas los codos y acercas el cuerpo al suelo, y suéltalo por la boca cuando regreses a la posición inicial. Prefiero que bajes poco y mantengas una técnica exquisita a que bajes mucho y lo estropees.

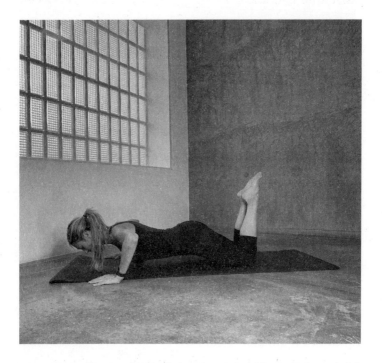

Error común

El error más habitual es perder la alineación de la columna, es decir, dejar de estar en posición neutral. Este error se puede suprimir por completo si entiendes que lo importante no es llegar al suelo, sino mantener la postura.

Duración: 1 minuto

EJERCICIO 7

Técnica

Túmbate de costado sobre el lado derecho. Apoya la cabeza en el brazo de abajo. Estira las piernas y levanta el brazo y la pierna izquierdos.

Estarás en posición neutral si

Todo el cuerpo forma una línea recta. Las orejas, los hombros, la cadera y los tobillos están alineados. La mirada se dirige al frente. El cuello está alineado con el resto de la columna. Si necesitas que esté un poco más elevada para lograr dicha alineación, utiliza un pequeño almohadón. Los hombros dibujan una sonrisa. Entre la cintura y el suelo hay un pequeño huequito. Las personas con una cintura más estrecha tendrán un hueco más grande que las de cintura menos estrecha.

Los tres puntos de la pelvis están alineados a pesar de que te encuentres de perfil. Mantienes activo el transverso.

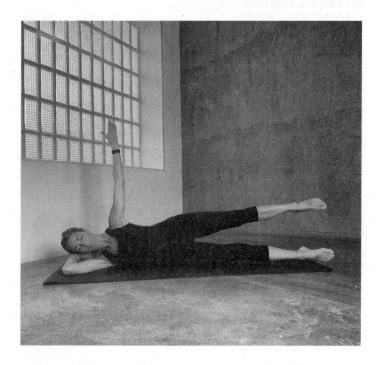

Ejecución

Mientras el brazo y la pierna izquierdos se mantienen inmóviles arriba, quiero que dibujes círculos en sentido horario con la pierna de abajo. Toma aire mientras dibujas la mitad inferior del círculo y suéltalo cuando dibujes la parte superior de este.

Errores comunes

- El error más habitual es tensar desde el dedo gordo del pie hasta las pestañas. Debes poner todo el foco en el *core* y relajar el cuello, los hombros y los brazos.
- Si tu axila se levanta, tenemos un problema.
- Tampoco debes balancearte. Lo único que debes mover es la pierna de abajo.

Duración: 1 minuto con cada pierna

EJERCICIO 8

••

Este es el último ejercicio del Reto Diástasis y pondrá a prueba todo lo que has aprendido.

No se trata de un ejercicio de fuerza, sino de mucho control y estabilidad, que es lo que en realidad pone en funcionamiento el transverso abdominal.

Técnica

Ponte en posición de banco (a cuatro patas) y levanta el brazo derecho y la pierna izquierda. El brazo va a estar estirado, como si fueras un policía de tránsito, y permanecerá inmóvil.

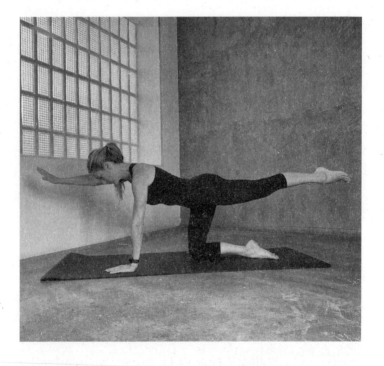

Estarás en posición neutral si

Las orejas, los hombros, la cadera y el pie izquierdo

forman una línea recta. Los hombros dibujan una sonrisa y el transverso abdominal está activo.

Ejecución

Toma aire por la nariz a la vez que bajas la pierna izquierda hasta que toques el suelo con los dedos del pie
y suéltalo por la boca mientras dejas que la pierna vuelva a la posición inicial.

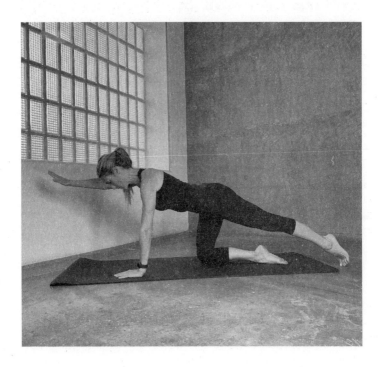

Error común

Perder la alineación de la columna y encoger los hombros como si tuvieras mucho frío. Tienes que verte muy alta y elegante todo el tiempo.

Duración: 1 minuto con cada pierna

FIN DE LA FASE 3: ¿Y AHORA QUÉ?

Cuando hayas acabado las nueve semanas del Reto Diástasis estarás preparada para afrontar cualquier entrenamiento y actividad de la vida cotidiana de forma segura y eficiente.

A partir de ahora, cada vez que hagas un ejercicio, da igual su naturaleza, deberás hacerlo aplicando los tres pilares del reto. Durante unas sentadillas, por ejemplo, te colocarás en posición neutral, respirarás de forma consciente y activarás el transverso abdominal.

Si sientes que no eres capaz de aplicar los pilares

del reto a un ejercicio, tendrás que tomar medidas inmediatas, que pueden consistir en reducir la velocidad del ejercicio, modificar la trayectoria o disminuir la carga. También puedes, simplemente, cambiarlo por otro.

Si estás en una clase de grupo y van demasiado rápido, tómate la libertad de adoptar tu propio ritmo y no sentirte un bicho raro por eso. También es posible que algún profesor te pida que hagas abdominales tradicionales. En ese caso, deberás explicarle que tienes diástasis y que de ninguna manera debes hacerlos. En su lugar, puedes poner en práctica los del reto.

Tu cuerpo siempre tendrá la última palabra, así que nunca ignores las señales que envía en forma de malestar, dolor o incomodidad. Roma no se construyó en dos días, y en algunos casos se tarda un poco más de nueve semanas en construir unos buenos cimientos.

También te recomiendo, en realidad te suplico, que mantengas el hábito de ejercitar la faja abdominal todos los días, durante unos minutos, porque, aunque hayas acabado el reto, los músculos seguirán necesitando su ración diaria de estímulos para mantenerse fuertes y sanos.

Recuerda que se trata de tejidos vivos; eso significa que, si no los usas, se atrofian. Muchas personas se decepcionan cuando descubren que el reto no es el fin de un proceso, sino más bien el comienzo de una nueva etapa. La buena noticia es que basta con aplicar los tres pilares del reto para convertir cualquier ejercicio en un estímulo para el transverso abdominal.

7

DOCE HÁBITOS ALIMENTARIOS QUE TE AYUDARÁN A COMBATIR LA INFLAMACIÓN ABDOMINAL

CATALINA. TREINTA Y DOS AÑOS. COLOMBIA

«Mi abdomen sí tiene solución».

Después de tener a mi bebé, y aunque hacía muchos abdominales, no estaba a gusto con mi abdomen. Encontré las palabras «diástasis abdominal» en internet y por casualidad. En algunas páginas recomendaban la cirugía y en otras aconsejaban ejercicios, pero yo me incliné por la segunda opción, y así encontré a Gabriela Grande y su Reto Diástasis.

Empecé a hacer los ejercicios con juicio y entendí que el problema de mi abdomen sí tenía solución, pero debía cambiar la forma de entrenar y llevar una alimentación más sana y que no me inflamara. Para mí fue el mejor descubrimiento y, aunque sigo conviviendo con la diástasis, me siento mucho mejor por dentro y por fuera. Aunque terminé el reto hace mucho, sigo repitiéndolo todos los días.

CAROLINA. CUARENTA Y SEIS AÑOS. BUENOS AIRES, ARGENTINA

«El Reto Diástasis me cambió la vida».

Mis embarazos fueron hace veintiuno y dieciocho años, ambos por cesárea. Desde ahí, todo el tiempo tuve el famoso pico en medio de la tripa. Siempre he hecho ejercicio y abdominales, y también distintos tratamientos para intentar tener una barriga normal, pero durante la pandemia cerraron los centros de estética y tuve que buscarme la vida.

El Reto Diástasis me cambió la vida para siempre. No solo cambió mi aspecto físico, sino que eliminó mis problemas estomacales.

Realmente, los ejercicios del reto y la explicación son excelentes, y lo recomiendo a todas las personas con las que hablo del tema.

MACARENA. CUARENTA AÑOS. SEVILLA, ESPAÑA

«Me siento genial».

Conocí el Reto Diástasis en el grupo de Facebook «Luchando contra la diástasis», y me lo tomé muy en serio. Comencé a comer más sano y fui muy constante. El cambio fue enorme desde las primeras semanas, y eso me animaba a continuar. Siempre hablaba del reto con mis amigas y les recomendaba que lo hicieran.

Ya han pasado dos años y me siento genial. Con Gabriela comenzó mi cambio y aún mantengo el grupo de WhatsApp con otras mamás que hicieron el reto conmigo.

AINHOA. CUARENTA Y TRES AÑOS. ESPAÑA

«La combinación del reto con una buena alimentación provocó un cambio increíble».

He tenido dos embarazos y nunca nadie me había hablado de la diástasis abdominal. Después de mi segundo hijo me llamaba mucho la atención la gran inflamación que tenía en el abdomen, y en una revisión médica del trabajo me la diagnosticaron.

Empecé a buscar información, ya que siempre he hecho deporte y quería saber si lo que hacía podía perjudicarme. Conocí a Gabriela en la pandemia y puse en práctica todo lo que ella recomendaba. La combinación del reto con una buena alimentación provocó un cambio increíble.

Hoy en día sigo teniendo diástasis, y la tendré de por vida, pero mi abdomen está mucho mejor que antes de la diástasis. Siempre estaré agradecida a Gabriela por ayudarnos, por cuidar de nosotras y por hacer que no nos conformemos. Ella me ayudó a no tirar la toalla y a no creer que, como ya tengo hijos, es normal que mi cuerpo esté deformado.

Cuando la faja abdominal se fortalezca, las digestiones mejorarán significativamente. Pero si, además, incorporas estos doce hábitos alimentarios, la transformación será espectacular.

Evita los alimentos inflamatorios

Saber qué alimentos favorecen la inflamación es el primer paso para combatirla. La inflamación es un proceso fisiológico, es decir, una reacción normal del organismo para protegerse de agresiones. Pero cuando deja de ser una respuesta puntual y se mantiene en el tiempo, puede provocar enfermedades cardiovasculares, obesidad, diabetes, etc.

Es importante tener en cuenta que no todos los alimentos inflaman a todas las personas, ya que se trata de un proceso complejo que puede estar influido por muchos factores. Aun así, la nutricionista Yor D. Andonova, dietista integrativa psico-neuroinmunóloga, recomienda eliminar o reducir los que integran la siguiente lista:

- **Azúcar:** El consumo excesivo de azúcar puede promover procesos inflamatorios en el organismo y facilitar el desarrollo de enfermedades autoinmunes. Intenta evitar los dulces, el chocolate, los refrescos, los pasteles y las galletas.
- **Edulcorantes:** Los edulcorantes están íntimamente relacionados con la inflamación del abdomen y pueden alterar la microbiota desencadenando un aumento de peso y riesgo de diabetes tipo 2.
- **Aceites refinados:** Evita el consumo de aceite de girasol y de maíz, sobre todo su uso para freír.

- **Grasas trans:** Estas se forman hidrogenando las grasas no saturadas (líquidas a temperatura ambiente) y son las más insanas. La industria cada vez prescinde más de ellas, pero siguen estando presentes en algunos productos, como ciertas margarinas, embutidos con poco porcentaje de carne, patatas de bolsa y bollería industrial. Además de reducir el colesterol HDL (bueno), favorecen la aparición de problemas cardíacos.

- **Trigo:** Es un cereal con gran cantidad de gluten y este es muy inflamatorio. Si bien la espelta, la cebada o el centeno también lo contienen, el trigo es el más problemático para la microbiota.

- **Carbohidratos refinados:** Los carbohidratos tienen, en general, mala reputación; pero, cuando son integrales, aportan grandes beneficios para nuestra salud. Sin embargo, la versión refinada promueve la inflamación, así que intenta evitar el pan blanco, los pasteles y las galletas.

- **Lácteos de vaca:** Numerosos estudios los relacionan con mayor probabilidad de enfermedades autoinmunes o alteraciones en la macrobiota. Por tanto, es recomendable optar por otros lácteos, como los de cabra u oveja.

- **Embutidos y carne procesada:** Es importante elegir embutidos de buena calidad que contengan pocos aditivos y un buen porcentaje de carne. Las hamburguesas, el tocino, la carne ahumada o las salchichas suelen contener ingredientes indeseados.

- **Comida basura:** El consumo regular de comida basura es una de las causas más poderosas de inflamación en los tejidos.

- **Alcohol:** El alcohol puede producir inflamación abdominal debido a su efecto irritante en el revestimiento del estómago y el intestino delgado, y puede dañar el hígado e interferir con la función normal del sistema digestivo.

Come despacio

Si eres de las que en vez de comer simplemente engullen, lamento decirte que tu proceso digestivo se está viendo muy perjudicado. Cuando comemos deprisa y corriendo, no conseguimos masticar los alimentos de la forma ideal. Esos trozos de comida que tragamos no tienen el tamaño adecuado y obligamos a nuestro tracto digestivo a trabajar más y peor. ¡Cuántas veces hemos oído que la digestión comienza en la boca!

Comer con prisa puede provocar gases, indigestión, reflujo ácido e inflamación abdominal, y lo último que queremos es darle a nuestro abdomen más disgustos. ¿Sabías que el estómago tarda veinte minutos en enviarle al cerebro la señal de saciedad? A menudo comemos más de lo que necesitamos simplemente porque no le damos tiempo a que envíe esa señal, y seguimos hasta sentirnos llenas.

También es importante resaltar que comer rápido puede afectar a la absorción de nutrientes. Te recomiendo que apagues el ordenador, la televisión y el teléfono, y prestes atención a los sabores y las texturas. Comer despacio y de manera consciente te permitirá relajarte, disfrutar del momento, fomentar una relación saludable con la comida y tomar mejores decisiones en cuanto a la elección de los alimentos.

CENA PRONTO

Cuando llega la noche, nuestro organismo se prepara para iniciar el reposo, con lo que metabolizar alimentos no es su prioridad. Cenar al menos dos horas antes de irte a dormir te cambiará la vida, y especialmente la salud. En primer lugar, vas a reducir la inflamación abdominal porque dejarás que el cuerpo haga una digestión adecuada.

También mejorarás de forma considerable la calidad del sueño porque le darás el tiempo suficiente para digerir los alimentos. Y, por último, te ayudará a luchar contra los antojos nocturnos.

Duerme bien

El sueño es un factor clave en la salud digestiva. Cuando duermes bien, el cuerpo consigue reparar y regenerar células que son esenciales para el funcionamiento adecuado del sistema digestivo. También es capaz de liberar hormonas que favorecen la absorción de nutrientes y la eliminación de desechos.

Por el contrario, la falta de sueño puede generar un desequilibrio en la microbiota intestinal, lo que aumentará el riesgo de sufrir estreñimiento, diarrea, inflamación y otros trastornos gastrointestinales.

Come ligero

Una alimentación equilibrada debe contemplar la calidad y también la cantidad. Ingerir grandes cantidades de alimentos dificulta una digestión adecuada y puede generar distensión abdominal, acumulación de gases, toxinas y, por supuesto, aumento de peso.

BEBE AGUA

El agua es esencial para que el sistema digestivo funcione correctamente. Aunque muchos hablan de dos litros al día, lo cierto es que la cantidad de agua que necesitamos varía en función de cada persona, su estilo de vida, el tipo de ejercicio físico que practique, la edad, el sexo, la estación del año, etc.

Beber poca agua puede provocar problemas serios, pero beber en exceso también. Intenta distribuir el consumo, en pequeñas cantidades, a lo largo de todo el día. Tener una botella de agua siempre a mano te ayudará a lograrlo.

Relájate

El estrés crónico puede afectar de manera negativa al aparato digestivo provocando, entre otros muchos problemas, inflamación abdominal. Sé que no es fácil, pero busca la manera de deshacerte de él; hazlo por tu salud.

Reduce el consumo de bebidas con gas

Ya tenemos bastante con los gases que se generan en el proceso digestivo como para encima añadir los de las bebidas, ¿no te parece?, así que intenta reducir el consumo de refrescos, cerveza, vinos espumosos y cava.

Evita comer chicle

Tanto los ingredientes del chicle como el aire que tragas al masticarlo pueden producirte gases.

No abuses de la fibra

La fibra es buena, de eso no hay duda, pero consumirla en exceso, sobre todo si tu organismo no está preparado, te provocará gases e incluso diarrea.

Escribe un diario de alimentación

Llevar un registro de las comidas durante diez días te ayudará a reconocer los alimentos que te inflaman y te permitirá eliminarlos o sustituirlos. También te servirá para detectar situaciones poco favorables para una buena digestión.

Puedes emplear un papel o las notas del teléfono, pero es importante que escribas justo después de haber ingerido o bebido algo. Debes apuntar la hora, el tipo de alimento o bebida, la cantidad, el lugar, la compañía, el estado físico y emocional en el que te encontrabas (por ejemplo, una ensalada. Agua. En la oficina, delante del ordenador. Rápido. Estresada). Al acabar de comer tendrás que indicar cómo te sientes física y emocionalmente (por ejemplo, pesada, inflamada y con gases). Aunque es un poco engorroso tener que estar escribiendo cada detalle de tu alimentación, te aseguro que no te vas a arrepentir.

ANALIZA TUS ANTOJOS

Los antojos no son nuestros enemigos, sino todo lo contrario. Ellos representan la cara visible de algo que está ocurriendo en nuestro interior, así que úsalos para detectar de qué se trata. Pueden producirse por diversas razones: cambios hormonales, falta de sueño, estrés, ansiedad, aburrimiento, tristeza, deshidratación y muchas causas más; así que, a partir de ahora, cuando sientas un deseo irrefrenable de comer una tableta de chocolate o una bolsa de patatas fritas, detente un momento, bebe un vaso de agua, respira hondo e intenta llegar a la raíz de ese antojo.

8

PREGUNTAS Y RESPUESTAS

Me ha parecido interesante añadir este pequeño capítulo con las preguntas que más me formulan mis seguidoras, porque estoy segura de que a ti también te ayudará conocer las respuestas.

¿Es bueno hacer pilates para la diástasis?

Mi opinión, como profesora de pilates desde hace más de quince años, es que este método se ha proclamado como una actividad sanadora, casi milagrosa, y eso puede resultar peligroso para quienes lo practiquen sin un previo conocimiento de su propio cuerpo. Tiene tan buena fama que nadie espera algo malo de él. Ojo, yo no tengo nada en contra del pilates y le debo parte de lo que soy, pero practicarlo a ciegas no es lo más recomendable.

Después de haber leído este libro has aprendido que lo único importante para que un ejercicio sea beneficioso es que te permita aplicar los tres pilares del Reto Diástasis: respiración, activación y postura.

Si ante un ejercicio, de pilates o de lo que sea, eres incapaz de activar el transverso, de respirar de forma consciente y de controlar la postura, debes tomar cartas en el asunto.

¿Recomiendas usar faja para entrenar?

Si sientes que necesitas utilizar faja para entrenar, es posible que no estés siguiendo el entrenamiento más adecuado para ti. Por lo general, las personas barajan esta opción porque se sienten inseguras con su abdomen o porque tienen en mente realizar un entrenamiento «arriesgado»; así que mi consejo es que primero te centres en fortalecer los músculos que componen la faja natural: los oblicuos, el recto abdominal y el transverso abdominal.

¿Es posible eliminar la grasa del abdomen con el reto?

Sería fantástico que hubiera algún ejercicio que la hiciera desaparecer, pero por desgracia nuestro cuerpo no funciona así, aunque todavía sigan anunciando estos ejercicios milagrosos.

Imagina que el abdomen es una mesa. A fuerza de entrenamiento puedes hacer que la tabla de esa mesa sea de puro roble, ¡firme y dura! Pero si encima pones un mantel, unos platos, vasos, cubiertos, servilletas, botellas y velas, la mesa quedará completamente cubierta y tapada.

Lo mismo ocurre con nuestra anatomía. El mantel y los objetos colocados encima representan el tejido adiposo: la grasa. Para reducir el volumen del abdomen hay que empezar por la alimentación (calidad y cantidad). También es muy importante ser constante con el ejercicio, tener un estilo de vida activo, reducir el estrés y dormir como un angelito.

¿Se puede tener diástasis abdominal desde hace tiempo y no saberlo? Hace dos años que hago ejercicio seis días por semana y me alimento muy bien, pero el abdomen no termina de acomodarse.

Hay un porcentaje altísimo de mujeres que tienen diástasis y no lo saben. Aunque se trata de una afección que suele ocasionar síntomas, en algunos casos no los manifiesta.

¿Por qué, si ya he recuperado mi peso, estoy blanda? ¿La edad tiene algo que ver en eso?

No te voy a negar que la edad es un factor a tener en cuenta en muchos aspectos, pero no podemos echarle la culpa de todo. Imagina que vas al supermercado con dos bolsas, en una introduces un kilo de lechuga y en la otra, un kilo de tomates. Si bien las dos bolsas contienen el mismo peso de alimento, el volumen de estas es muy diferente. La bolsa de lechuga, que ocupa más espacio, representa el tejido adiposo, la grasa, y la bolsa de tomates, la masa muscular. Con un kilo de lechuga llenamos la bolsa al completo, pero con el kilo de tomates (unos tres tomates medianos) no ocupamos ni la mitad de esa misma bolsa.

A medida que las personas sedentarias van cumpliendo años, suelen cambiar su «relleno», su composición corporal; es decir, empiezan a perder músculo y a ganar grasa. Y aunque la báscula siga marcando el mismo número, los efectos tanto a nivel estético como de salud son muy diferentes.

Esa relación entre el porcentaje de tejido muscular y de tejido graso recibe el nombre de «composición corporal». Recuerda que los músculos son como plantas que hay que regar y alimentar (entrenar) para mantenerlas con vida y hacerlas crecer. El sedentarismo provoca una pérdida progresiva de tejido magro (músculo) y una modificación desfavorable de la composición corporal.

Existen diferentes técnicas que permiten determinar la cantidad de masa grasa de cada persona. Algunos son más precisos que otros.

¿Se puede hacer el reto diástasis sin tener diástasis? Mi objetivo es fortalecer el abdomen y corregir la postura.

Por supuesto que se puede y, sin duda, te ayudará a lograrlo. Muchas veces cometemos el error de esperar a que algo malo nos suceda para ponerle remedio, cuando lo ideal es hacer un trabajo preventivo.

Todas las personas tenemos abdomen y, con o sin diástasis, es fundamental conservarlo fuerte y funcional.

Estoy haciendo el Reto Diástasis y tengo una pregunta. Dices que hay que hacerlo todos los días, pero a mí siempre me habían dicho que hay que dejar algún día de por medio para que los músculos descansen.

Lo de dejar días de descanso está relacionado con entrenamientos de fuerza (ejercicios en donde se trabaja con mucha carga y una gran intensidad). Los ejercicios del reto no tienen nada que ver con eso, pues buscan fortalecer los músculos del *core* y en especial el transverso abdominal, con lo que puedes y debes hacerlos a diario.

Hola, Gabriela. Quería saber por qué no te operaste de diástasis.

En primer lugar, porque cuando descubrí que tenía diástasis ni siquiera sabía que existía ese tipo de cirugía; pero conociéndome estoy segura de que aun sabiéndolo habría optado por la vía del ejercicio.

¿Es posible tener diástasis sin haber estado nunca embarazada ni haber tenido sobrepeso?

Sí, es posible. Aunque el embarazo es la causa más habitual de la diástasis, también hay muchas otras que pueden ocasionarla.

¿Se puede hacer crossfit o hiit con diástasis?

Imagina que tu hijo te dice que quiere subir el monte Everest. Estoy segura de que le recomendarás que primero tome unas cuantas clases de escalada y que lo haga cuando tenga el nivel suficiente. Sería muy arriesgado que una persona intentara hacer una actividad semejante sin la preparación adecuada, ¿verdad? Con las actividades que propones ocurre lo mismo.

Lo primero que te recomiendo, entonces, es que inviertas el tiempo necesario en fortalecer los músculos del *core* y en especial del transverso abdominal. Cuando sientas que la faja abdominal es fuerte y eficiente, podrás practicar *crossfit* o *hiit* de forma segura.

En dichas actividades tendrás que saltar, correr, levantar peso, arrojar balones, arrastrar objetos, colgarte de cuerdas y muchas otras cosas más. Además, está el factor «competición», que, si bien lo vuelve muy divertido, puede resultar peligroso si no tienes una base sólida.

Así que mi respuesta es sí, por supuesto que puedes hacerlo, pero en el momento oportuno.

¿Cuánto tiempo después del parto debo esperar para comenzar a realizar el reto?

Eso dependerá del tipo de parto que hayas tenido y, sobre todo, de las instrucciones de tu médico.

¿La diástasis provoca aumento de grasa abdominal?

La diástasis abdominal puede ocasionar un montón de trastornos, entre ellos inflamación abdominal, pero en ningún caso provoca aumento de grasa abdominal.

Muchas mujeres, sobre todo después de los embarazos, presentan exceso de tejido graso localizado mayormente en el abdomen. Se trata de una etapa compleja en nuestra vida, en la cual debemos ocuparnos de un bebé, de nuestras hormonas revolucionadas y de un millón de otras tareas. Es una etapa en la que el sueño reparador, la actividad física y la alimentación equilibrada suelen brillar por su ausencia, y son precisamente esos tres factores los causantes del aumento de grasa abdominal, y en ningún caso la presencia de diástasis abdominal.

¿Cómo puedo motivarme con el ejercicio?

La motivación no tocará las puertas de tu casa cual repartidor de Amazon ni te inundará un deseo irrefrenable de entrenar. La buena noticia es que no hay que depender de ella para adquirir el compromiso de hacerlo.

¿Tengo que acompañar el reto con una dieta?

Es evidente que todas mis chicas del reto, además de fortalecer la musculatura, han reducido, en mayor o menor medida, la grasa abdominal. Esa grasa no se eliminó gracias a los ejercicios, porque, como ya sabes, ningún ejercicio es capaz de reducir o eliminar la grasa localizada del cuerpo. La explicación es muy simple: el reto funciona como catalizador de un proceso de autocuidado general.

A los pocos días de iniciarlo, empiezas a sentirte mejor tanto física como emocionalmente, y ese sentimiento despierta el deseo de querer dar un paso más. Pequeños cambios en los hábitos alimentarios pueden provocar grandes resultados.

Tengo cuarenta y cinco años y mi último hijo lo tuve hace doce años; descubrí que tengo diástasis hace seis años. Mi pregunta es: ¿no importa que lleve muchos años con diástasis?

Con independencia del tiempo que haya transcurrido desde el último parto, el abdomen estará feliz de la vida de que te ocupes de él.

¿Es necesario que los ejercicios se hagan todos juntos o se pueden repartir en diferentes huecos del día?

Puedes distribuir los ejercicios como quieras siempre y cuando te asegures de hacerlos cada día.

¿Se pueden hacer planchas con diástasis?, porque me dijeron que estaban contraindicadas.

Lo que hace que empeore la diástasis es todo aquello que se ejecute sin correcta activación del transverso y con una postura inadecuada.

Tengo diástasis; después de mi embarazo gemelar
me quedó una tripa horrible, voy a empezar el reto
a ver qué tal y quería saber si puedo combinarlo
con cardio.

Hasta que tu *core* esté fuerte, te recomiendo que
evites las actividades de alto impacto. Pero puedes,
por ejemplo, salir a caminar a buen ritmo durante
al menos treinta minutos o subir y bajar escaleras al
menos diez minutos seguidos.

REFLEXIÓN FINAL

Ninguna de nosotras eligió tener diástasis abdominal ni tampoco ser objeto de sus múltiples manifestaciones, pero lo que sí podemos elegir es enfrentarnos a ella y tomar las riendas de nuestra salud.

No importa si la tienes desde hace semanas, meses o incluso años, porque nunca es demasiado tarde para fortalecer los músculos del *core*.

Hay una frase genial que dice: «No llega antes el que va más rápido, sino el que sabe adónde va». Yo solo deseo, con todo mi corazón, que después de este libro sepas exactamente hacia dónde debes ir y, lo más importante, hacia dónde no.

La diástasis abdominal es un rival duro de roer, pero nosotras lo somos aún más. Si la atacas con pequeñas dosis diarias de ejercicios específicos, te aseguro que tarde o temprano acabarás derrotándola. Sé que estás muy ocupada, todas lo estamos, pero debes darte la prioridad que te mereces.

El libro acaba aquí, justo en el inicio de tu proceso de transformación, pero no pienso dejarte sola. Seguiremos en contacto siempre que lo necesites a través de mi página web www.gabrielagrande.com

Hasta siempre.

AGRADECIMIENTOS

Gracias a Lucas y Hugo por ser dos hijos maravillosos y por todos y cada uno de los detalles que tuvieron conmigo (desde bajar el volumen de la música a mantener la puerta de la habitación cerrada o sacar a pasear a Simba) para que yo pudiera escribir este libro.

Gracias a todos y cada uno de los integrantes de mi familia.

Gracias a mis amigas por estar incondicionalmente a pesar de la distancia. Gracias a todos mis alumnos por estar a mi lado y hacerme la vida más feliz.

Gracias a la mamá de María por traer a Lucas a casa aquel día para que yo pudiera seguir escribiendo.

Gracias a mi alumna Elisa por cambiar la clase de los viernes para que yo tuviera más tiempo para escribir.

Gracias, doctor Pedro Machado, por participar en este libro a pesar de estar ocupadísimo con tu nueva clínica IMDA.

Gracias, Laura Pastor y Estefanía García, por vuestra colaboración y por ser dos fisioterapeutas tan geniales.

Gracias, Yor D. Andonova, por su valiosa y nutritiva contribución.

Gracias, Yolanda Cespedosa, y al grupo editorial Penguin Random House, por brindarme la oportunidad de publicar un libro tan peculiar.

Gracias a todas mis chicas del reto por ser tan geniales.

Y gracias a ti por leerme y darme la oportunidad de ayudarte.